主　编：胥海斌

副主编：何新芳

编　委：刘　玲　王芸欣　吴金凤　黄银樱　陈凯婷

　　　　简榆芳　苏钰贤　陈　睿　郑嘉明　盘晓颖

骨筋脉三联疗法与颈椎病

主　编　胥海斌
副主编　何新芳

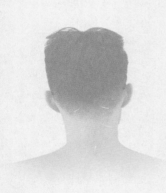
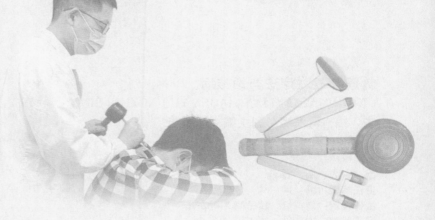

暨南大学出版社
JINAN UNIVERSITY PRESS

中国·广州

图书在版编目（CIP）数据

骨筋脉三联疗法与颈椎病／胥海斌主编；何新芳副主编．—广州：暨南大学出版社，2023.12

ISBN 978-7-5668-3836-0

Ⅰ．①骨…　Ⅱ．①胥…②何…　Ⅲ．①颈椎—脊柱病—正骨疗法②腰椎—脊柱病—正骨疗法　Ⅳ．① R274.2

中国国家版本馆 CIP 数据核字（2023）第 232349 号

骨筋脉三联疗法与颈椎病
GU-JIN-MAI SANLIAN LIAOFA YU JINGZHUI BING
主　编：胥海斌　　副主编：何新芳

出 版 人：阳　翼
责任编辑：冯　琳　林　琼
责任校对：刘舜怡　黄子聪　梁安儿
责任印制：周一丹　郑玉婷

出版发行：暨南大学出版社（511443）
电　　话：总编室（8620）37332601
　　　　　营销部（8620）37332680　37332681　37332682　37332683
传　　真：（8620）37332660（办公室）　37332684（营销部）
网　　址：http://www.jnupress.com
排　　版：广州尚文数码科技有限公司
印　　刷：广东信源文化科技有限公司
开　　本：787mm × 1092mm　1/16
印　　张：14.25
字　　数：299 千
版　　次：2023 年 12 月第 1 版
印　　次：2023 年 12 月第 1 次
定　　价：88.00 元

前　言

随着现代社会电子产品的应用和普及以及人们生活方式的改变，颈椎病呈现高患病率和年轻化的趋势。研究表明，成年人患病率为 10%～15%，而青年人的患病率也达 10% 以上，无论是体力劳动者还是办公室工作人员，几乎不分性别、年龄均受到颈椎病的困扰。颈肩痛作为影响人们工作和导致人们生活质量下降的重要原因，更是给家庭和社会带来了沉重负担，因此为提高人们生活健康质量和幸福指数，颈椎病的防治显得尤为重要。

《灵枢·经脉》指出，"骨为干，脉为营，筋为刚，肉为墙，皮肤坚而毛发长"，中医的整体恒动观认为，人体是有机联系的整体，皮、肉、筋、骨、脉各系统互相依存和协调，维持人体正常生理功能。笔者自 1995 年毕业参加工作以来，一直致力于颈椎病的研究探索。笔者在根植于中医的整体观思维基础上，依据中医对颈椎病的认识——筋骨失衡，同时与气血状态互相影响，吸纳西医的脊柱生物力学发病机制，学习中外各家正骨手法及整脊疗法，并结合临床经验，于 2012 年创新性地提出骨筋脉三联疗法，即定点锤正以"正骨"，针刺松解以"调筋"，理气活血养血以"通脉"，整体调治，标本兼治。

自骨筋脉三联疗法诞生以来，笔者团队将其应用于各型颈椎病的防治，在此过程中不断学习总结，加强医患沟通，获得患者一致好评。至今，该疗法的理论方法应用于各型颈椎病的治疗已有十多年，治疗患者十万人次，在一些复杂的颈椎病治疗中亦疗效突出，甚至为受疾病困扰数十年的患者解除疾苦。作为医者，感到欣慰的同时也衷心感谢患者朋友的信任，这种信任亦是骨筋脉三联疗法发展进步的一块基石。其间，广州中医药大学针灸康复临床医学院何新芳副教授和她的历届硕士研究生在骨筋脉三联疗法的理论建设、临床研究和医案整理中做了大量工作。感谢参与骨筋脉三联疗法建设的每一分子。

"骨筋脉三联疗法治疗颈腰椎病"于2022年获得广州市中医药特色诊疗技术建设项目立项，值此机会，将骨筋脉三联疗法的理论方法和历年治疗颈椎病的部分典型案例进行系统整理，编辑成册，既是对过去的总结，也是对未来的启发。由于笔者知识水平有限，错漏之处在所难免，诚挚希望得到同仁和各位读者的批评指正。

本书在编写过程中，参考引用了许多公开发表的文献，特此向所有的作者表示衷心感谢和敬意。骨筋脉三联疗法自诞生以来得到了各级领导、专家和同仁的指导和关爱，在此一并表示感谢。

医海无涯，学无止境，骨筋脉三联疗法一直坚持科学、规范、安全的原则，不断探索前行，愿它在建设和推广的同时，能更大地发挥价值，帮助每一位有缘人解除病痛。

"骨正筋柔，气血以流"，愿健康与您常相伴！

胥海斌

2023 年 6 月于广州

目 录
CONTENTS

中编　骨筋脉三联疗法临床医案精粹

下编　颈椎基础养护

上 编

骨筋脉三联疗法概述

第一章

骨筋脉三联疗法的理论溯源

第一节 对"骨""筋""脉"的认识

中医的整体恒动观认为，人体是有机联系的整体，皮、肉、筋、骨、脉各系统互相依存和协调，维持人体正常生理功能。《灵枢·经脉》指出"骨为干，脉为营，筋为刚，肉为墙，皮肤坚而毛发长"，《素问·生气通天论》载"骨正筋柔，气血以流"，由此可见，正常人体中，"骨""筋""脉"三者处于正向动态平衡。

一、"骨"

1. 骨的含义

骨，属中医五体之一，又称奇恒之腑、髓之府。《说文解字》曰："骨，肉之核也；从冎有肉。凡骨之属皆从骨。"古今对骨的认知较为统一，泛指人体的骨骼。

2. 骨的生理功能

骨具有藏髓、支撑形体、保护内脏以及协同运动的功能。

3. 骨与脏腑、经络的关系

（1）骨与肾。

《黄帝内经》中最早将骨与肾的关系阐述为"肾主骨"，如《素问·宣明五气论》说"五脏所主……肾主骨"，《素问·阴阳应象大论》载"肾主骨髓"，其"在体为骨"。主，即主宰、主司之意，也就是说骨的强弱取决于肾之精气盛衰。《素问·上古天真论》曰"丈夫八岁，肾气实，发长齿更……肾气平均，筋骨劲强"，阐述了肾精与骨骼生长、发育、代谢的关系。肾精充盛，骨髓化生有源，充养骨骼，则形成的骨骼坚劲有力、强劳作并且耐久立，牙齿坚固；肾精亏虚，则骨髓空虚，骨失濡养，故而出现骨痿、骨枯等病症。故《素问·痿论》言"肾者水脏也，今水不胜火，则骨枯而髓虚，故足不任身，发为骨痿"，《灵枢·经脉》云："足少阴（肾经）气绝则骨枯……故骨不濡则肉不能着也。"

（2）骨与足少阳胆经、督脉。

《灵枢·经脉》云："胆足少阳之脉……主骨所生病者，头痛颔痛，目锐眦痛，缺盆中肿痛，腋下肿，马刀侠瘿，汗出振寒，疟，胸、胁、肋、髀、膝外至胫、绝骨、外踝前及诸节皆痛，小指次指不用。"《素问·诊要经终论》言："少阳终者，耳聋，百节皆纵。"《灵枢·根结》又说："少阳为枢……枢折，即骨繇而不安于地，故骨繇者，取之少阳。"由此可见，少阳为病，可致周身骨痛、骨软；而当骨发病，取之足少阳胆经。

《难经·二十八难》曰："督脉者，起于下极之俞，并于脊里，上至风府，入属于脑。"脊指脊椎，即脊柱。督脉行于脊内，因此督脉与骨尤其是脊柱关系密切。督脉受邪，会引起脊柱相关病症，如《素问·骨空论》道"督脉为病，脊强反折"，《难经·二十九难》曰"督脉之为病，脊强而厥"。同样，有学者认为，当脊柱发生小关节紊乱时，也会导致督脉气血不畅。

二、"筋"

1. 筋的含义

筋，为中医五体之一，在《黄帝内经》中有多种描述，如宗筋、筋膜、筋节、经筋等，而在经络系统中又被称为经筋。《说文解字》曰："筋，肉之力也。从力、从肉、从竹。竹，物之多筋者。凡筋之属皆从筋。"经络学说中，人体有十二经筋，是附属于十二经脉的筋肉系统。现代研究认为，筋的含义有广义和狭义两种。广义的筋泛指人体所有软组织，如肌肉、肌腱、筋膜、关节囊、韧带、腱鞘、滑液囊、椎间盘、关节软骨盘、神经等。狭义的筋则指的是肌腱、韧带和筋膜。

2. 筋的生理功能

筋附于骨而聚于关节，发挥着联结骨节、屈伸关节，维持形体、保护周身，调节气血及加强全身脏腑组织联系的功用。

3. 筋与脏腑、经络的关系

（1）筋与肝。

《素问·宣明五气论》曰"肝主筋"，《素问·痿论》云"肝主身之筋膜"，《难经·二十四难》也提到"肝者，筋之合也"。由此可见，筋为肝所主。肝的功能正常对筋的功能发挥有着重要作用。《素问·生气通天论》曰："阳气者，精则养神，柔则养筋。"《风劳臌膈四大证治》言："筋属肝木，得血以养之，则和柔而不拘急。"也就是说，肝气的调达、肝阳的温煦和肝精血的濡养作用使得筋力劲强且柔和，关节屈伸有力而灵活；而当肝的功能异常时，也会导致筋发生病变，正如《素问·痿论》所说："肝气热，则胆泄口苦筋膜干，筋膜干则筋急而挛，发为筋痿"，"筋痿者，生于肝，使内也"。《素问·上古天真论》道："丈夫……七八，肝气衰，筋不能动。"说明当人年老体衰，肝血也随之衰少时，筋失其所养，从而出现动作迟钝、运动失灵。

（2）筋与脾胃。

筋与脾胃密切相关。《素问·经脉别论》云："食气入胃。散精于肝，淫气于筋。"《素问·痿论》曰："阳明者，五脏六腑之海，主润宗筋。"脾胃为后天之本、水谷之海、气血化生之源。脾胃健旺，化源充足，气血充盈，则筋有所养；若脾胃虚弱，化源不足，筋失所养，将导致肢体软弱无力或痿废不用。

（3）筋与足太阳膀胱经。

《灵枢·经脉》记载"膀胱足太阳之脉……是主筋所生病者"，这主要与足太阳膀胱经筋分布循行和卫阳相关。"经脉所过，主治所及"，全身经筋以足太阳膀胱经为最长、分布最广，且足太阳膀胱经与足少阴肾经相表里同属水，水亏则筋不得濡养，而易发筋病，故张介宾言"凡为挛、为弛、为反张戴阳之类，皆足太阳之水亏，而主筋所生病者"；此外，足太阳膀胱经主人一身之卫阳，"阳气者，精则养神，柔则养筋"。筋禀受卫阳的柔养与固摄，当足太阳膀胱经受邪，卫阳不足，则风寒袭表，经筋拘急、疼痛。

中医理论认为，肝肾同源，筋骨同源。肝属东方甲乙木，肾属北方壬癸水。《素问·五运行大论》云"北方生寒，寒生水，水生咸，咸生肾，肾生骨髓，髓生肝"，说明"水生木""肾生肝"，肝肾母子相生，关系密切。《张氏医通·诸血门》载"气不耗，归精于肾而为精；精不泄，归精于肝而化清血"，指出肾精与肝血可相互滋生、转化，故称"精血同源"。"肾主骨、肝主筋"，故筋骨亦同源。经络学说中，"足少阳胆经主骨所生病，足太阳膀胱经主筋所生病"亦是筋骨同源的体现，筋骨生理相互为用、病理相互影响。因此，在临床上筋骨受损时应注意筋骨同治、肝肾同治。

三、"脉"

1. 脉的含义

脉，本义指血管，中医通常是指血脉、血府、经脉。《素问·脉要精微论》曰："夫脉者，血之府也"，脉是气血运行的通路，属五体范畴。藏象学说将其归属于奇恒之腑。同时，也指中医四诊中的脉，《灵枢·邪气藏府病形》载"按其脉，知其病"。西医多指血液循环系统。

2. 脉的生理功能

正常生理功能下，脉能够起到运行气血、约束血行及传递全身脏腑功能、气血、阴阳的综合信息的作用。

3. 脉与脏腑、经络的关系

（1）脉与心。

《素问·痿论》曰："心主身之血脉。"一方面，心与脉在结构上直接相通，即"心在体合脉也"；另一方面，心气对脉的通畅、舒缩起到统摄作用，且约束血液循其道在脉内运行不外溢。因此，心血的盈亏、心气的盛衰均直接影响脉的生理功能和病理变化。

（2）脉与肺、肝、脾。

脉的生理功能正常发挥与肺、肝、脾有密切关系。肺朝百脉，助心行血；肝藏血、调节血流量及防止出血；脾主运化水谷，化生气血充养于脉，使脉管致密完整和滑利；脾主统血，统摄血液不溢于脉外。若肺、肝、脾的功能失常，则可导致气滞血瘀、脉络损伤，使血液不循常道，而形成出血、血瘀之候。

（3）脉与经络。

"经"与"络"名词的出现较"脉"晚，是对脉的进一步认识。《素问·脉度》云"经脉为里，支而横者为络，络之别者为孙"，将"脉"按大小、深浅的差异分别称为"经脉""络脉"等。经络是气血运行的通路，人体的经脉主要有十二经脉和奇经八脉，与络脉相互贯通，将机体的五脏六腑、皮肉筋骨等联结为一个整体。

骨筋脉三联疗法的理论依据

一、颈椎病及其病因学

颈椎病又称颈椎退行性变综合征，是指因颈椎间盘退行性改变，导致颈部（筋）软组织和（骨）椎体动静力平衡失调，产生椎间盘的突出、韧带的钙化和椎体骨质的增生等病理变化，刺激或压迫其周围的神经根、脊髓、血管或其他相关组织，从而出现一系列症状和体征的临床综合征。

由于颈椎结构以及生物力学的复杂性，对颈椎病的病因研究仍在不断探索中。目前认为颈椎病的致病因素主要有以下几种。

1. 慢性劳损

慢性劳损是人体长期做某种单一活动，不断重复做功，使得部分组织超出能承受的最大阈值负荷所引起的损伤。当颈椎超过正常生理活动最大范围限度，或者维持某种姿势的最大时值时，会使得椎间盘压力过大，颈部肌群长期处于紧张状态，加速颈椎间盘的退行性改变和软组织的劳损，最终导致颈椎病的发生。常见的慢性劳损主要来源于三方面：①职业劳损，如长时间伏案写作、刺绣、修理等；②不良的生活习惯，如长期使用过高的枕头、长时间低头看手机等；③不当的锻炼活动，如不得法的仰卧起坐、倒立、翻跟斗等。

2. 外力损伤

当颈椎受到某种超过颈椎的负荷阈值的外力或机械能的作用时，会出现颈椎结构或功能的损害，导致颈椎创伤性疾病的发生，又称为机械性损伤，如急刹车导致的颈椎挥鞭样损伤、粗暴的推拿手法导致的损伤。临床上，许多颈椎病患者既往都曾有过颈椎外伤史，外伤导致颈椎不稳，加速了椎间盘、韧带退变，逐步发展成颈椎病。

3. 年龄

随着年龄的增长，相应出现颈椎间盘退行性改变、长期高应力刺激椎体骨质增生、颈部肌肉适应性下降、机体损伤修复能力下降以及骨质疏松等情况，这些均可诱发加重颈椎病的症状。

4. 炎症和情志等

由于喉咙与颈椎的位置相邻，当咽喉或者颈部出现急性或慢性炎症时，炎性反应可向颈椎弥漫浸润，使得韧带松弛、肌张力降低，颈椎生物力学失衡诱发或加重颈椎病。研究表明，长时间的劳损会引起颈椎局部炎症因子持续渗出以及局部浸润，而长期的炎症反应是导致颈椎退行性改变、韧带钙化、骨质增生的重要原因。长时间的炎症因子的浸润、刺激会侵袭颈椎及颈椎间盘，使得髓核内的水分及胶原不断流失，导致椎间盘不稳定性增加，加重颈椎退行性改变的程度。同时退行性改变的颈椎间盘持续释放大量炎症因子，促使正常细胞的变形与凋亡，进一步加快颈椎间盘的退化，导致颈椎病的发生。除此之外，还会激活交感神经系统释放神经递质，引起血管收缩、血小板聚集等反应，进一步加重头晕等症状。

颈椎先天性的畸形如椎体融合、颈肋、颅底凹陷等情况，均可影响颈椎的正常生物力学平衡，更容易诱发颈椎病。

长期紧张的精神状态会使得颈部肌肉张力升高，颈椎间盘内压增高，加速纤维环退变，引起颈椎间盘突出。

二、颈椎病的生物力学机制

颈椎病的病理机制研究尚未达成统一，其中比较有代表性的脊柱生物力学研究认为：颈椎病与颈椎生物力学失衡有着密切关系。

正常人的颈椎平衡由椎体、附件、椎间盘及相连的韧带构成的内源性静力平衡系统和调节及控制肌肉的外源性动力平衡系统两方面来维持。静力平衡系统主要是通过颈椎体、颈椎间盘、关节突关节、韧带之间的相互作用来防止颈部的过度活动，同时缓冲外力对椎体的损伤，达到维持颈椎的生理稳定性的目的。动力平衡系统是由附着于颈椎周围的肌肉组织在神经系统的调节下组成，其不仅为颈项活动提供了原动力，同时也为颈椎的动态稳定提供了保证。

静力平衡和动力平衡处于动态平衡中。内外源性稳定结构之间的平衡关系（动静力平衡）犹如桅杆和缆绳，如同《黄帝内经》所说"骨为干，肉为墙"，如果任何一种平衡遭到破坏，都会引起颈椎生理曲度的力学平衡的破坏。有研究认为，颈椎病的发生有"动力失衡在先、静力失衡为主"的致病特点，且动静失衡相互影响，恶性循环。

脊柱生物力学机制观点认为，颈椎病起源于颈椎生理曲度的改变，继而才发生颈椎间盘的退变，颈椎间盘病变并非颈椎病的源头因素，颈椎生理曲度的异常才是起始因素。大量的动物实验和临床研究也证实了这一点，颈椎病的发生和发展取决于颈椎生理曲度的异常和颈椎间盘的退行性改变，畸形、劳损等因素可加速疾病进程，而炎症外伤等可成为诱发因素。

三、骨筋脉三联疗法的理论

如前所述，中医的整体恒动观认为：正常人体中，"骨""筋""脉"三者处于正向动态平衡，"骨正筋柔，气血以流"，人体颈部的骨筋脉亦是如此。

人体脊柱骨俗称"脊梁骨""天柱骨"，在人体的框架结构中具有非常重要的作用。颈椎骨位于脊柱骨的最上端，它连接人体头部和躯干，悬垂上肢，保护神经、血管和脊髓，同时具有运动和减震的功能。颈椎负荷重，活动范围较大，是退行性改变和外伤的好发部位。

颈项部的筋从广义上理解，即颈项部所有软组织，如颈项部的肌肉、肌腱、筋膜、关节囊、韧带、腱鞘、滑液囊、椎间盘、关节软骨盘、神经等。经络学说中人体十二经筋指的是筋肉系统，颈项部是手足三阳经筋分布的区域，手足三阳经筋起于四肢末端，经过颈项部到达头目。

颈项部的血管分布丰富，动脉系统主要有锁骨下动脉、椎动脉、颈总动脉、颈内动脉和颈外动脉，提供头面部的血液供应。同时，颈项部的经脉分布亦非常丰富，十二经脉中除心包经和肺经外，其他经脉均经过颈项部，奇经八脉则除了带脉，其他经脉循行均经过颈项部，由此可见颈项部气血运行通畅对维持人体正常生理机能具有非常重要的作用。

颈项部的骨、筋、脉三者动态平衡，互相制约，在生理状态下，筋、骨各归其位，互存互用，筋附着于骨，联络诸肢百节，骨通过筋得以实现各种运动，当颈部动静力平衡系统处于"骨正筋柔"状态的时候，气血运行通畅，人体（颈部）维持正常的生理机能；而在年龄增长或慢性劳损，外邪入侵、跌扑损伤、炎症等病理因素作用下，骨与软组织会出现骨间排列异常、筋的柔韧性降低及张力增加，内外源性动静力平衡系统失衡致筋骨失衡，经络气血运行受阻或不通，颈椎病由此而生。

事实上，颈椎病虽为临床常见病，但人们对它的认识却经历了一个漫长和逐渐加深的过程。总体来说，学者们对颈椎病的关注点从单一的骨性改变到骨性改变和软组织改变并重，尤其是近几十年关于颈部肌肉的改变与颈椎病的相关性的研究越来越多。亦有研究显示，颈椎病与微循环及血液流变学障碍有关。颈椎病患者血液多处于高黏状态，引发血流缓慢，甚或瘀滞。这种状态不仅影响局部的组织代谢，造成代谢废物的积聚，引发炎性致痛因子的释放而出现疼痛；还可造成红细胞变形能力下降和聚集性增高，不易通过微小血管等而造成微循环障碍。临床中应用活血化瘀中药能缓解或消除颈椎病的疼痛也为此提供了一个良好的佐证。

在颈椎病的病理改变中，可见椎间盘变性，钩椎关节、椎间关节反应性骨质增生，压迫神经根或脊髓，或骨、间盘混合突出物同时压迫脊髓和神经根，从而产生相应的症状。颈椎退行性改变好发于 $C_5 \sim C_6$ ［以下均用颈椎英文（cervical vertebra）第一个字母 C 表示，C_5 即第 5 颈椎］和 $C_6 \sim C_7$，其次是 $C_4 \sim C_5$ 和 $C_3 \sim C_4$。椎间盘变性产生椎间隙变窄；椎体边缘骨质增生进而导致关节突关节增生，使椎间孔变小，压迫神经根。由于骨赘形成，突出的椎间盘和肥厚的黄韧带突向椎管，造成椎管狭窄，可导致不同程度的脊髓受压症状。除机械压迫，血液循环障碍也可引起脊髓压迫症状，严重血行障碍可导致脊髓软化，是脊髓功能不能完全恢复的原因。从这些对颈椎病的病理改变的认识中，可以看到"骨""筋""脉"的因素，它们之间互相影响。

颈椎病的临床表现复杂多样，随病变部位、受压组织及压迫程度轻重不同而表现不同，但究其原因都离不开骨、筋、脉，如颈曲变直或反弓常致颈肩酸痛，颈型颈椎病的颈肩疼痛常因颈椎小关节错位、颈部肌肉强直引起，神经根型颈椎病的上肢痹痛、麻木常由椎间孔狭窄使神经根受压所致，椎动脉型颈椎病的眩晕、头痛常因横突孔狭窄引起椎动脉回流受阻，或椎间盘退行性改变、钩椎关节增生使椎动脉受压扭曲或刺激椎动脉痉挛，导致椎动脉供血不足造成。

中医对颈椎病的认识，伤科古籍中多表述为"筋出槽、骨错缝"。颈部"筋出槽"和"骨错缝"在颈椎病发病中起着关键作用。"筋出槽"主要体现在颈部肌群、筋膜、韧带痉挛及粘连等周围软组织异常改变，从而引起颈部肌群力学的改变，导致颈椎外源性稳定的失衡；"骨错缝"也称"骨缝开错""骨缝参差""骨缝裂开"等，是指骨关节的变化，如椎间盘与椎体间位置改变、椎体移位、关节突关节移位等，主要体现在关节功能的异常、颈椎生理曲度的改变，这种功能异常导致了颈椎内源性稳定的失衡。"筋出槽、骨错缝"不仅仅是筋骨的"结构异常"，还与其"功能异常"密切相关。"筋出槽"和"骨错缝"共同影响颈椎内外源的稳定。而气血的状况又影响着筋骨的功能，《灵枢·本脏》指出："血和则经脉流行，营复阴阳，筋骨劲强，关节清利矣。"

简而言之，颈椎的结构基础和功能状态涉及骨、筋、脉，颈椎病的病理基础和临床症状也涉及骨、筋、脉，故在颈椎病的治疗过程中，应该树立"筋骨并重，同时注重气血状态"的指导思想。

早在古代，《医宗金鉴·正骨心法》就指出，"盖骨离其位，必以手法端之，则不待旷日迟久，而骨缝即合"，"手法者，正骨之要务……当先揉筋，令其和软……"。除了重视"治骨""调筋"，气血亦不容忽视，《医宗金鉴·正骨心法》亦云："或有骨节间微有错落不合缝者，是伤虽平，而气血之流未畅……惟宜推拿，以通经络气血也。"后世伤科名家在临床实践中同样关注到颈椎病往往伴有气血失调症状，强调诊治时重视气血状态，气血调和得以筋骨濡利。现代医学研究则显示：改善颈椎局部的血液循环，既可有效缓解局部的炎症反应，减轻疼痛，又可促进颈部受压组织如血管、神经的恢复。

综上所述，颈椎病治疗宜正骨、调筋、通脉，整体调治、标本兼治，充分发挥这些疗法的协同作用，对治疗颈椎病有较好的疗效。胥海斌主任中医师总结以上理论，结合二十多年致力于颈椎病治疗的临床经验，于 2012 年创新性地提出骨筋脉三联疗法，治骨、调筋、通脉三管齐下，可有效加速颈椎病的康复过程，起效快，复发少。

第二章

骨筋脉三联疗法的内容

第一节 定点锤正以"正骨"

中医传统正骨推拿手法大致分为器械类和单纯手法两大类。"定点锤正疗法"全名叫作"脊柱定点锤正复位法",属于器械类复位手法范畴。"定点锤正"通过使用特制的器械,运用适当的力度、角度、速度、深度进行锤正,使力定向作用于患椎椎板及椎旁软组织,动态调整脊柱异常曲度及序列以矫正脊柱骨架结构的变移,从而达到治疗脊柱相关疾病的目的。

骨筋脉三联疗法应用定点锤正来正骨。通过正骨,纠正椎间小关节紊乱和异常生理曲度等,是治疗颈椎病的关键环节之一。

一、使用器械

使用器械有复位钎、复位锤、复位铲和橡皮小胶垫(见图2-1)。

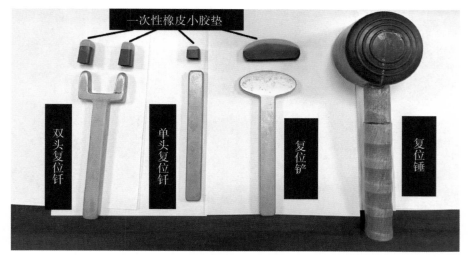

图 2-1 定点锤正使用器械

二、操作

（一）定位

应用三步定位法。第一步，根据患者的临床症状特点，初步判断颈椎节段病位和病变类型；第二步，通过触诊检查是否有横突、棘突、关节突的偏歪、椎旁压痛及病理阳性反应物等，进一步确定发病部位和类型；第三步，结合影像学检查明确颈椎情况。最终三步判断吻合一致，则作出最后定位诊断结果，并在患椎椎板及椎旁软组织的体表位置做好标记，即锤正位点。

扫码观看定点锤正复位
操作视频

（二）锤正

1. 具体步骤

患者取俯伏坐位，面向椅背，两前臂置于椅背上，前额伏于手臂上；充分暴露颈部，尽量做到身心放松。医生站于患者身体正后方，将复位钎套上橡皮小胶垫后，左手执复位钎置于标记好的锤正位点上，根据病变类型调整复位钎方向并将其固定；右手执复位锤，锤子离钎子的距离为 2 ~ 3 厘米，复位前先轻敲一下"试锤"，让患者感知消除紧张情绪，同时询问患者感知的力度，医生根据患者反馈和治疗经验判断合适的治疗力度后锤正复位，每次复位锤正操作 3 ~ 5 次，下锤时要缓慢，用力均匀、轻巧。（见图 2-2）锤正治疗期间和患者密切沟通，询问患者的反应，患者反馈有任何不适，则停止复位操作。

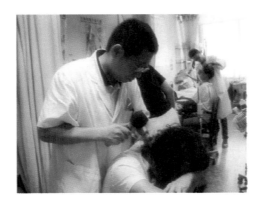

图 2-2　定点锤正操作

2. 操作要领

（1）重压轻锤。

重压：是为了锁定患椎，使复位钎在复位的过程中不会滑动，同时用力更具有渗透性。

轻锤：复位锤与复位钎的距离为 2 ~ 3 厘米，下锤要缓慢，用力均匀、轻巧，便可以达到骨复位、筋归槽的目的。

（2）定位、角度得当。

准确的定位源于熟练的触诊技巧与丰富的阅片经验。

（3）"正骨之妙，因势而利导之。"

复位钎与患者的脊柱和软组织接触的时候，操作者要时刻感受患者机体的反馈，包括组织张力、软硬程度，感知患者机体有没有抵抗，这需要一定的训练才能熟练掌握。

3. 禁忌证

①年龄小于 10 岁或大于 70 岁，妊娠期妇女，体质虚弱、过饥、过饱、极度疲劳、醉酒者及不能配合医生的精神病患者；

②骨质疏松、后纵韧带钙化、严重脊髓型颈椎病等患者；

③严重心、肝、肾、肺、血液疾病及各种传染病的急性期患者；

④锤正的部位伴有皮肤病、骨病、不明异物，棘突骨折未愈合、骨结核及骨肿瘤患者；

⑤诊断不清楚者。

4. 注意事项

①进行锤正治疗前，必须排除锤正疗法禁忌证，且患者签署知情同意书后，方可制订锤正方案进行锤正；

②在锤正过程中，医生需根据不同的移位选择不同的锤正方案，要严格把握锤正的关键点，即作用点、力度和方向；

③锤正过程中注意和患者密切沟通，患者反馈有任何不适，则停止操作；

④操作完毕后，叮嘱患者 24 小时之内勿进行大幅度的颈部活动。

5. 疗程

一般来说，锤正治疗的频次为 1 周 1 次，4 次为 1 疗程。可根据具体病情需要进行适当调整。

三、适用人群

由颈椎错位引发的颈椎相关疾病患者，年龄在 10 ~ 70 岁，并具有良好的依从性，排除禁忌证后，可考虑行脊柱定点锤正复位法。临床上遇具体问题还应具体分析。

四、作用机制

（1）纠正椎间小关节紊乱，解除压迫，恢复颈椎的正常解剖序列。

神经根从椎间孔穿出，颈椎及其小关节的错位易导致椎间孔狭窄，使神经根及其周围组织受压。定点锤正通过纠正错位，松解神经根粘连，改变神经根与椎间盘的位置关系，解除压迫，可减轻错位关节对周围组织特别是神经根的刺激，缓解临床症状，以恢复颈椎的正常解剖序列。

（2）改善损伤部位微循环状况。

颈神经根受到压迫后周围组织出现缺血水肿，炎症细胞浸润出现炎症反应，导致颈肩部疼痛。通过定点锤正解除组织压迫后，受压组织得以放松，损伤局部血运重建，促进炎性物质的代谢，从而起到缓解疼痛的作用。

（3）产生局部水肿短时间稳定脊柱平衡。

锤正的部位产生了局部的炎症反应，出现水肿，这种看似与治疗目的相互矛盾的反应却对颈椎病的恢复十分有利。长期的颈椎错位使颈部周围的肌肉韧带早已形成新的平衡，锤正疗法虽然能纠正颈椎小关节的错位，但短时间内肌肉韧带仍可能会将颈椎拉回原位，即使嘱咐患者回去以后勤做颈椎操，旨在重建肌肉平衡，但重建颈部肌肉平衡不是一蹴而就的，需要长期的颈部锻炼，而在这段时间里，局部的炎症水肿刚好起到了阻挡颈椎回到原位的作用，很好地稳定了颈椎的新平衡，也为颈部肌肉平衡的重建争取了宝贵的时间。

五、疗法优势

徒手脊柱矫正手法对施术者的力量和身体控制能力要求较高，初学者较难掌握，且长期使用容易导致施术者产生劳损。与之相比，脊柱定点锤正复位法使用特制复位器械矫正脊柱，具有"定点准确、灵活性好、发力轻巧"的特点，便于初学者掌握，同时避免施术者出现劳损。

六、安全性分析

脊柱定点锤正复位法并非一蹴而就，而是设定疗程，一般情况下1周1次，4次为1疗程以达到复位目标，具体仍需根据病人的情况作调整。每次利用微量纠正颈椎力学结构关系的方式治疗颈椎病，叠加式的微量纠正可以避免患者因单次调整量过大导致当下颈椎亚平衡失衡严重而发生如肌肉扭挫伤、骨折及神经损伤等不良后果，同时降低患者因颈椎力学结构平衡的调整而发生如眩晕、上肢麻木及疼痛加剧等不良反应的概率，增强患者对治疗的信心。

复位操作时和患者密切沟通，患者反馈有任何不适，则停止复位操作。

研究显示，椎间盘能承受的力量远大于其上方的体重，但对扭曲力的耐受却较差，脊柱定点锤正复位法不产生扭曲外力，是相对安全的复位手法。

定点锤正疗法的临床应用已有十多年，十多万人次接受治疗，未发生过医疗事故。

脊柱定点锤正复位法操作者资质需同时满足以下条件：①取得助理医师资格证或医师资格证；②参加骨筋脉三联疗法专科培训班并考核合格。

第二节　针刺松解以"调筋"

颈椎病的产生与"筋伤"关系密切，通过定点锤正纠正颈椎关节错位后，颈部肌肉韧带仍因长期紧张痉挛出现代偿，故一时间难以恢复，需及时松解颈项部肌肉韧带，重建颈部肌肉的平衡，使筋柔骨正，这有助于缓解和消除临床症状，同时防止复位的颈椎再次被牵拉回位。

骨筋脉三联疗法主要运用毫针针刺松解以"调筋"，根据需要可结合其他外治方法，如火罐疗法、艾灸、刺络放血等，同时嘱咐患者积极进行颈部功能锻炼。

利用毫针针刺松解以"调筋"，需根据中医理论辨病、辨经、辨证三者结合，远近配穴，即局部选穴和远端选穴结合进行针刺治疗。

（1）**辨病取穴**：根据病变椎体选取靠近病变部位的腧穴，常取颈部夹脊穴针刺治疗，如病变椎体为 C_4、C_5，则取 C_4、C_5 夹脊穴治疗；颈部后纵韧带钙化，则取督脉的风府、大椎等穴位治疗。

（2）**辨经取穴**：根据颈椎病主要症状表现的部位，辨证归经，选取相关经脉上的腧穴进行治疗。

颈椎病症状涉及的经脉主要有督脉、手足太阳、手足少阳和手阳明经脉及经筋。根据症状部位辨证归经取穴如下：

项部主要涉及三条经脉，正中不适为督脉，常用取穴：风府、大椎、身柱等；斜方肌外缘、胸锁乳突肌区域不适为足太阳经、足少阳经，常用取穴：天柱、风池、完骨。

背部斜方肌分布区域不适为手足太阳经，常用取穴：足太阳经上的天柱、大杼、风门、肺俞等，手太阳经上的肩中俞、肩外俞、曲垣等；以上为局部常用腧穴，此外，经外奇穴百劳穴亦为局部常用腧穴。

远端常用腧穴：上肢部腧穴曲池、手三里、合谷、外关、中渚等；下肢部腧穴阳陵泉、申脉、绝骨、足临泣等。

（3）**辨证取穴**：根据疾病的证候特点分析其病因病机，针对病因病机选取腧穴进行治疗。

颈型颈椎病、神经根型颈椎病多归属于中医"项痹"范畴；椎动脉型颈椎病多属"眩晕"范畴，脊髓型颈椎病多对应"痿证""痉证"；交感型颈椎病症状多样，需根据主证具体情况具体分析。

中医认为"项痹"实证致病因素可见风寒湿邪、劳伤气滞血瘀等；亦有素体肝肾不足，感受上述诸邪而成虚实夹杂之证。祛风散寒可取风府、风门、大椎等穴，痰湿阻络可取脾俞、丰隆、阴陵泉等，气滞血瘀可取合谷、肩井、膈俞、血海等，肝肾不足可取肝俞、肾俞等。

"眩晕""痿证""痉证"多属本虚标实之证，标实常见风痰阻络、肝阳上亢、湿热浸淫，本虚常见气血亏虚、肝肾不足。风痰阻络可配风池、中脘、丰隆等，肝阳上亢可配行间、侠溪、太溪等，湿热浸淫可配曲池、丰隆、脾俞等，气血不足可配足三里、气海、脾俞、膈俞等。

除辨病、辨经、辨证取穴，阿是穴亦是常用腧穴，可通过医生的触诊，寻找症状区域内的压痛点、结节点进行治疗。有学者认为：颈肩部长时间的异常应力负荷极易损伤其经筋，筋膜和肌肉易产生代偿性增生、肥大，形成"结"和"聚"点或压痛点，这些反应部位即阳性反应点，多分布在肌腱、韧带与骨的接合部，即针灸所说的阿是穴。

除针刺调筋，根据不同情况可结合其他外治方法，如瘀血阻络结合放血疗法，风寒湿阻结合火罐疗法、艾灸等。

《素问·痿论》说"宗筋主束骨而利机关也"，经筋具有约束骨骼、滑利关节、维持人体正常运动的作用。经筋不利，多产生转筋、筋痛、痹证等，颈椎病属于筋伤导致的骨病。初期为筋伤，中后期筋伤伴有骨病，筋不柔则骨不正，进而产生恶性循环，筋骨互相影响，筋伤贯穿颈椎病的始终。

颈椎病的发生与发展和颈部周围肌肉系统的病变密切相关。从解剖上看，颈椎周围附着肌肉韧带，以维持脊柱的平衡，颈椎活动度大、稳定性差，因而附着在颈椎周围的肌肉及韧带在维持颈椎平衡方面相当重要且极易劳损。人们使用电脑手机的频繁及伏案工作时间的增长，使得屈颈概率大为增加，导致颈项部肌肉劳损，平衡作用被削弱，肌肉韧带松弛或失稳，久之脊柱失衡，导致颈椎错位，出现一系列症状，且关节稳定性差，易使病情反复。故松解"调筋"贯穿颈椎病的治疗全程。

第三节　理气活血养血以"通脉"

根据"筋骨并重，同时注重气血状态"的治疗指导思想，骨筋脉三联疗法在"正骨""调筋"的同时，关注患者的气血状态，应用针刺等外治法，必要时结合内服中药理气活血养血以"通脉"，尤其对于素体气血不足或久病致虚致瘀的患者更是如此。

《素问·金匮真言论》载"东风生于春，病在肝，俞在颈项"，《张氏医通》言"肾气不循故道，气逆挟脊而上，致肩背痛"。肾主骨生髓，肝主筋，年老肝肾渐亏，筋骨失于濡养，则颈项疼痛不适。正虚卫外不固，易受风寒湿邪侵袭，造成局部气血循环受阻，使病情加重。中医学认为：颈椎病是由于肝肾亏虚、气血不足加之外感风寒湿邪从而致气血瘀滞、闭阻经脉，不通则痛；或颈部气血失养，不荣则痛。其病属本虚标实，气血失衡，脏腑失和为本；经脉痹阻，筋骨失养为标。

颈椎病多为慢性疾病，迁延难愈易耗气伤血，气血虚衰，故久病又可转为颈项部隐痛甚或麻木。颈部脉络不通，气血不升，故见头晕，即《素问·调经论》中所述："血气不和，百病乃变化而生。"颈椎病的发生会导致气血瘀阻经脉，瘀血不除，新血不生，气虚无援，血运不畅，不通则痛，荣养失职，引起颈肩部疼痛及上肢麻木、疼痛。《医林改错》曰："元气既虚，必不能达于血管，血管无气，必停留而瘀。"随着年龄的增长，元气虚损，正气不足，气虚无力推动血行，故见气血瘀滞。

因此，"理气活血养血"为中医治疗颈椎综合征的重要治疗原则之一，理气包括气虚者补气、气滞者行气，血瘀则活血，血虚则养血。

针刺治疗方面，宜取调理气血的穴位针刺，如气海、血海、膈俞、三阴交等，又根据中医理论，脾胃为气血生化之源，可选取一些健运脾胃的穴位，如脾俞、胃俞、中脘、足三里、太白等。

方药应用方面，常应用理气活血养血之药，如香附、川芎、枳壳、当归、鸡血藤、桃仁、红花、乳香、没药等。气虚者可选用党参、北芪、白术、五爪龙等，气为血之帅，血为气之母，故在运用活血药的同时需配伍行气之药，使气行则血行。同时根据个体差异适当加用祛风散寒除湿之药，如秦艽、威灵仙、葛根，或培补肝肾之品，如牛膝、桑寄生。综合运用使气行而血脉得畅，肝肾得充，风寒湿祛，则痹痛自除。

筋脉互相依存，因而"调筋""通脉"并不完全分开，事实上，"调筋""通脉"常常同时进行，互相影响，"调筋"同时"通脉"，"通脉"同时亦"调筋"。

此外，骨筋脉三联疗法非常重视治疗之后的康复和养护指引，除了日常的基础养护，针对特殊情况的患者，重视结合患者影像学表现制订正确的针对性保养方案，巩固疗效，减少或防止复发，同时避免患者因不正确的运动或养护导致病情反复或加重。

第三章

颈椎相关解剖基础知识

第一节 颈椎的形成过程

颈椎的发育从受精卵时期开始，经历了一个漫长而复杂的过程。颈椎属于脊柱的组成部分，我们可以从脊柱的形成过程了解颈椎的形成过程，一般可分为四个阶段——胚胎期、胎儿期、儿童期和成年期。

1. 胚胎期

精子与卵子相遇后，受精卵不断分裂，增殖分化。胚胎发育的第 3 周，原条出现与三胚层胚盘形成（三胚层胚盘分为内胚层、中胚层、外胚层，在脊柱的形成过程中发挥着重要作用，见图 3-1），脊索形成和神经管出现。脊索两侧的中胚层细胞增殖，形成纵形的细胞索，即轴旁中胚层，轴旁中胚层可分化为体节。体节分化为背侧的皮肤真皮、中轴骨骼和骨骼肌。

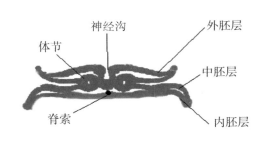

图 3-1 三胚层胚盘

2. 胎儿期

胚胎发育进行至第 9 周，胎儿在母体内迅速成长。胎儿期开始软骨化与骨化的过程，此时期椎体中的脊索完全退化，但在椎间隙的脊索保留下来，增长并经过黏液样变性形成髓核。髓核周围的纤维组织分化形成纤维软骨环，与髓核共同构成椎间盘。

3. 儿童期

儿童期指自出生后至成人期之间的一段时间，根据不同年龄特点又可再细分，但总的

来说，出生后的普通颈椎 3 个原发骨化中心彼此之间借透明
软骨相连，椎体部分的原发骨化中心发育成椎体，椎弓部分
的原发骨化中心发育成椎弓。（见图 3-2）出生时的椎骨在椎
体与两侧椎弓各有一个骨化中心，2 岁时颈椎两侧椎弓开始
融合，3 岁颈椎的椎体与两侧椎弓逐渐融合。

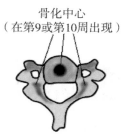

骨化中心
（在第9或第10周出现）

图 3-2　颈椎骨化中心

4. 成年期

颈椎至成年期发育成熟，结构稳定。随着各种负荷、劳损，甚至是外伤，颈椎逐渐发
生退行性改变，其中颈椎间盘退变过程较早，大约在 20 岁就开始了，这是诱发和促进颈
椎其他部位退行性改变的重要因素。

 颈椎正常的生理曲度

正常的脖子从侧面看是直的，但藏于内部的颈椎却不是直
的。（见图 3-3）正常生理条件下，颈椎在中段向前弧形凸出，
医学上称之为颈椎的正常生理曲度。颈椎 X 线片显示：正常生
理曲度下，颈椎每一个椎体后缘纵向排列形成连续、光滑的弧形
曲线。颈椎正常生理曲度的存在，能够保持头部平衡，减轻、缓
冲重力的震荡，同时在增加颈椎弹性、防止损伤脊髓和大脑方面
具有重要作用。然而，这一弯曲并不是从一出生就存在，而是伴
随婴儿的生长发育，脊柱的各个弯曲的变化形成的。

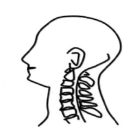

图 3-3　脖子内的颈
椎不是直的

婴儿胸椎和骶椎后凸是先天具有的向前的弯曲，被称为第一弯曲，也被称为原始曲
线。这两个弯曲可以最大限度地扩大胸腔、盆腔对脏器的容量。随着婴儿的生长，次生曲
线也会形成。婴儿出生后会开始关注周围环境，出生后 3 个月，婴儿抬头向前看，头颈伸
肌群就会开始牵拉头颈部脊柱，出现第一个后天颈椎弯曲——颈曲。颈曲可以很好地保持
头在躯干上的平衡。在第 18 个月时，婴儿日渐发育完善的屈髋肌群开始牵拉腰段脊柱向
前弯曲，当婴儿坐在地上时出现前凸的腰椎弯曲——腰曲，使身体在骶部以上直立，至此
脊柱出现四个生理弯曲。所谓四个弯曲是从侧面看，包括向前突的颈曲和腰曲，及向后突
的胸曲和骶曲，四个弯曲恰似四张弯弓。脊柱呈反 S 形。（见图 3-4）

这四个生理弯曲的形成增加了脊柱的柔韧性，使我们的脊柱成为一个刚柔相济、柔韧
有余的大弹簧，一定程度上起着减缓震动的作用，可化解来自各个方向的外力（尤其是震
荡对脊髓、大脑的损害），同时保护了头部器官（特别是大脑），并且在椎间关节水平保
持了足够的限制度和稳定性，是头、内脏等器官的支柱。

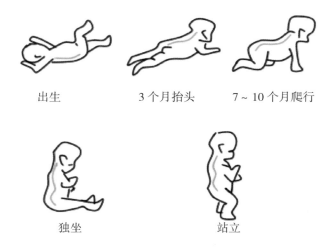

| 出生 | 3个月抬头 | 7~10个月爬行 |

独坐　　　　　　　站立

图 3-4　婴儿脊柱的生理弯曲成长

第三节　颈椎解剖结构

一、颈椎骨性结构

（一）颈椎的一般形态

颈椎共有七节，位于头部枕骨以下、胸椎以上，颈椎在所有脊柱椎骨中，体积最小而负重较大，灵活性和活动频率也较其他节段大和高。其中 C_1、C_2 和 C_7 形态特殊，各有其特点；C_3 ~ C_6 形态、结构、功能基本一致。颈椎每一节椎骨（除 C_1 外）都由椎体、椎弓及突起三部分所构成。（见图 3-5）

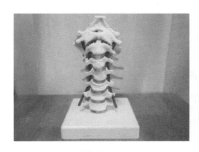
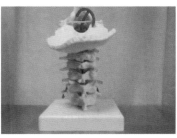
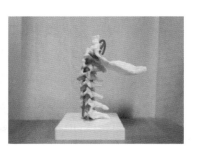

颈椎前面观　　　　　　　颈椎后面观　　　　　　　颈椎侧面观

图 3-5　颈椎外观

（二）颈椎结构的共性

1. 椎体

椎体位于椎骨的最前方，呈圆柱形，是椎骨负重的主要部分。相较于胸椎、腰椎的椎体，颈椎的椎体较细小，自 C_2 至 C_6 椎体逐渐增大。普通颈椎椎体横断面呈椭圆形，$C_3 \sim C_6$ 节段椎体的横径较前后径宽，上下表面呈卷曲状或向下凹陷。椎体上表面左右两侧凸起，中间凹陷；相反，椎体下表面则前后两侧凸起，中间凹陷，前后缘突出。椎体中央部有滋养血管通过的小孔。$C_3 \sim C_7$ 椎体（见图 3-6）的上缘两侧具有斜向外上方的致密小突起，形似钩状，称为钩突。其与上位椎体的后外下缘形成细小而覆有滑液的钩椎关节。

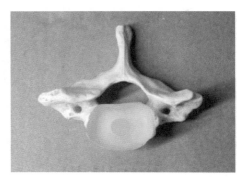
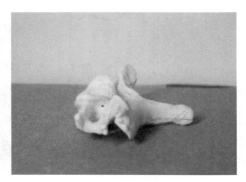

俯视   侧视

图 3-6　C_7 椎体

2. 椎弓

椎弓又称椎板，是连于椎体后方的两块弓形骨板，与椎体连接的部分较细，称为椎弓根。其上下缘各有一凹陷，即椎上切迹、椎下切迹。椎骨叠连时，上、下位椎骨的椎下切迹、椎上切迹围成一孔，这就是椎间孔，血管、脊神经从该孔通过。两侧椎弓根向后内扩展为较宽阔的骨板，称为椎弓板。椎弓与椎体围成一骨性圆孔，称为椎孔。全部椎骨的椎孔叠连在一起，形成纵行管道，称为椎管，管内容纳脊髓和脊神经根等。

（1）椎间孔：由上、下位椎骨的椎下切迹、椎上切迹构成的一个卵圆形孔。椎间孔是相关脊神经和血管出入的重要门户，脊神经节段从该孔出椎管，而为椎管内软组织、骨结构提供血运的血管及相应的神经分支亦从该孔进入椎管。在椎间孔的范围方面，在前界是椎体和椎间盘的后外侧面，在后界是椎间关节的关节囊，而部分椎间孔中，黄韧带的外侧缘同时参与后界的构成，在上下界则分别为上下椎体的椎弓根。正常生理条件下，椎间孔中有神经、血管通过，而其为了适应这些神经、血管结构的轻度相对运动，通常较为宽大，神经、血管顺畅通过之余还有剩余的空隙，这些空隙则填充了疏松的结缔组织和脂肪。

（2）**椎管**：是一骨纤维性管道，颈段上部近枕骨大孔处近似圆形，往下为三角形，矢径短，横径长。在组成方面，由游离椎骨的椎孔和骶骨的骶管连接形成，其顶端连接枕骨大孔并通向颅腔，末端为骶管裂孔。椎管内有丰富的组织结构，包括血管、少量结缔组织、脊髓及其被膜、脊神经根等。椎管有四个壁，分别为前壁、后壁、左右两侧壁。椎体后面、椎间盘后缘和后纵韧带构成前壁，椎弓板、黄韧带和关节突关节构成后壁，椎弓根和椎间孔分别构成左右两侧壁。构成椎管四个壁的任何结构，若发生椎间盘突出、黄韧带肥厚、椎体骨质增生等病变，均可造成椎管管腔的变形而引发相关的疾病。

3. **突起**

由椎骨两侧的横突、后方的棘突和上、下关节突组成。

（1）**棘突**：起自椎弓后方正中、两侧椎板联结部，突向后下方，肌肉和韧带在此处附着。

（2）**关节突**：位于椎弓根和椎板相连之处，共有 4 个，椎骨的左右两侧分别有一对向上、向下的关节突；相邻两个椎骨的上、下关节突构成椎间关节。

（3）**横突**：共有 2 个，为肌肉和韧带的附着部位。起自左右两侧椎弓根和椎板的连接部位，位于上、下关节突之间，短而宽，突向外侧，其上面有脊神经沟及横突孔。椎动、静脉及包绕着的交感神经丛从横突孔通过。横突有前后两根，横突末端分成横突前后结节，前根在横突孔前侧部分，自椎体侧面发出，向外终于前结节，即肋突，这是肋骨退化的遗迹；横突的后根自关节突的前部发出，向外终于后结节。横突的前、后根在外侧借一弯曲的肋横突板相连。两结节间有深沟通过脊神经的前支，又称为脊神经沟。

（4）**脊神经沟**：在颈椎横突和肋突之间，是颈脊神经根及其前支的一段骨性通道，其有内外两个口，内口为椎骨上切迹，外口则由前、后结节联肋横突板构成，底部有横突孔。由于颈脊神经根出内口后行于椎动脉后方，以至上关节突前基底部后凹，横突前面呈横立瓦状。$C_3 \sim C_6$ 横突前结节在纵径上高于后结节，有利于维持颈脊神经在沟内的稳固性。$C_3 \sim C_6$ 脊神经根行于内口的底部（这一点正与腰部相反），内口的前壁为钩椎关节，后壁为关节突关节，这些关节的退变或增生都直接影响其横径，此处可认为是颈脊神经通过的第一道关隘，内口的横径变窄可导致颈脊神经根受累。

（三）**特殊颈椎**

1. C_1 的特点

C_1 亦称为寰椎，由前后弓和两侧块组成，呈环状，没有椎体、棘突和关节突。（见图 3-7）前弓较短，中央部的前面有一凸隆的小结节称为前结节，是两侧颈长肌和前纵韧带的附着部位，后面是圆形凹陷的关节面，与 C_2 的齿状突构成寰齿关节；后弓较长，中央部的后方是一突向后上方的结节，而无棘突存在，该结节是两侧头小直肌的附着部位。后弓上缘两侧近侧块部各有一个椎动脉沟，椎动脉则从此沟经过上行最后至颅腔；后弓下缘近两侧块处有一与 C_2 的椎弓根上缘浅沟相吻合的较浅的切迹，二者形成椎间孔，第 2 颈脊神经通过此处。连接两侧前后弓，骨质较肥厚的部分称为侧块，在侧块的上方，有朝向前、上、内方的椭圆形凹陷的关节面，该关节面与枕骨髁共同组成寰枕关节；在侧块的下方，有朝向前、下、稍内方的较为平坦的关节面，该关节面与 C_2 的上关节面共同组成寰枢关节。在侧块的外方，有一与其余颈椎横突相比更为长且大的横突，是寰椎旋转运动时的支点。

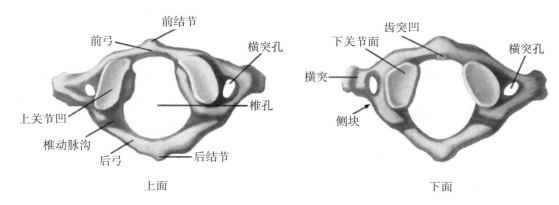

图 3-7　C_1 ［武煜明. 系统解剖学（第 9 版）. 中国中医药出版社，2015］

2. C_2 的特点

C_2 亦称为枢椎。（见图 3-8）枢椎形态和一般的颈椎相似，不同的是，其椎体上方有一齿状的隆突，即齿突，其可视为寰椎的椎体。齿突的根部较窄，后方有较细小的寰横韧带；在齿突的前面，有一关节面称为前关节面，其与寰椎前弓的齿突凹共同组成寰齿关节。枢椎的椎体较小，前中部两侧是颈长肌附着处，朝向后、上、稍外方的上关节面，在椎弓根和椎体联结处上方的骨块上，寰枢关节则由枢椎的上关节面和寰椎的下关节面共同组成；在寰枢关节的后方，是第 2 颈脊神经，其分布不同于下位颈脊神经与椎间关节之间的位置关系。枢椎的椎体小而椎板厚，其棘突更是较其下位颈椎棘突粗大且长。枢椎的横突较小，表现为一个方向朝下的后结节。

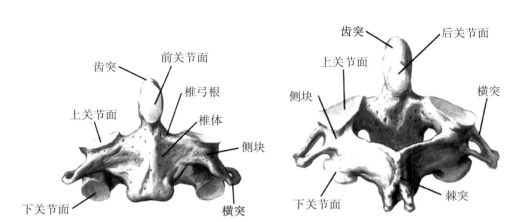

图 3-8　C_2

3. C_7 的特点

C_7 亦称为隆椎。隆椎与普通颈椎相比，主要的不同在于，隆椎有一伸向后方、粗大而长、末端不分叉呈结节状的棘突，其隆突于皮下，故而得名。因隆椎棘突具有跟随颈部转动且容易触摸的特点，在临床上辨认椎骨序数时常以此为标志。其横突粗大，前结节则小而不显著，有的甚至阙如，后结节大而明显，横突孔较小，仅有椎静脉通过。

二、颈椎联结

颈椎联结主要由椎间盘、椎间关节及颈部韧带等构成。它们将颈椎有机地联结在一起，使其成为一个既能被动运动又不能过度运动的整体，从而维持颈部的内稳定。

1. 椎间盘

椎体与椎体之间的主要联结是椎间盘，亦称为椎间纤维软骨盘。（见图 3-9）C_1 与 C_2 之间为寰枢关节，无椎间盘。从 C_2 至 T_1［以下均用胸椎英文（thoracic vertebra）第一个字母 T 表示，T_1 即第 1 胸椎］共有 6 个椎间盘。椎间盘由纤维环、髓核和椎体的透明软骨板所组成。纤维环前部厚，后部较薄，颈部生理弯曲因此而形成。上下软骨板和纤维环共同包绕组成一个封闭的球样体，在各个方向的外力作用下，其体积可保持不变，因而每个方向受到的压力较为平均。

（1）**纤维环**：位于椎间盘的外缘，由纤维软骨组成。其纤维在椎体间斜行并于横切面上排列成同心环状，相邻环的纤维具有相反的斜度而相互交叉。在纤维环的前方，是前纵韧带，能够加强纤维环的力量；在纤维环的后方，是后纵韧带，二者相互融合，稳固纤维环的后部。纤维环有三层纤维，外层纤维直接进入椎体骺环的骨质之内，中层的纤维附着在上下透明软骨板上，而内层的纤维进入髓核内与其内容物相连。纤维环具有吸收震荡功能，这也是其在椎间盘中发挥的重要作用，表现为髓核受压时，将所受压力均匀分布在纤维环各个部分并使其纤维延长，脊柱所有椎间盘的纤维环均有上述改变时，其所受的压力则被纤维环吸收。

（2）髓核：是软骨板和纤维环中间的弹性胶冻物质，由纤维网状结构和蛋白多糖黏液样基质共同组成。人体 20 岁以前，髓核的构成物质主要是大量蛋白多糖复合体、纤维软骨及胶原纤维，而后随着年龄的逐渐增长，髓核中的蛋白多糖解聚增多，水分逐渐减少，胶原增粗并逐渐被纤维软骨替代。

颈椎间盘的髓核位于椎间盘的前部，颈椎间盘呈楔形，其前高是后高的两倍，从而形成正常的颈椎前凸。颈椎间盘纤维环后部较前部厚，为钩椎关节的内侧边界，故椎间盘不伸展至相邻椎体的后外缘。

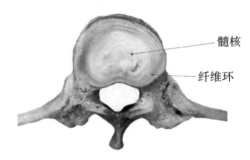

髓核

纤维环

图 3-9　颈椎间盘

2. 椎间关节

颈椎的椎间关节包括普通颈椎的钩椎关节、关节突关节，以及特殊颈椎椎间的寰枕关节和寰枢关节。

（1）钩椎关节：又称 Luschka 关节，由 $C_3 \sim C_7$ 的椎体钩与上位椎体的唇缘所组成，位于椎体两侧，具有限制椎体间侧方移动的作用。钩椎关节的重要毗邻：后方为脊髓、脊膜支和椎体的血管；后外侧部构成椎间孔的前壁，邻接颈脊神经根；外侧有椎动、静脉和交感神经丛。随着年龄增长，椎体钩常出现骨质增生，可能压迫颈脊神经或椎血管。

（2）关节突关节：自 C_2 起，由上位颈椎的下关节突和下位颈椎的上关节突咬合而成的滑膜关节，左右各一。其外包绕着结缔组织关节囊，其内有脂肪组织垫与纤维半月板。关节面平坦，表面有透明软骨覆盖，上关节突朝向上、后，下关节突朝向前、下，向上约45° 倾斜，故稳定性差，外伤时容易引起脱位或半脱位。关节突关节构成椎间孔的后壁，增生可导致椎间孔变窄压迫颈脊神经根产生相应的症状。

（3）寰枕关节：是两侧枕髁与寰椎侧块的上关节凹构成的双轴性椭圆关节。与头部俯仰、侧屈运动相关。寰枕关节周围各有内侧部薄弱、后部及外侧部肥厚的关节囊包绕，

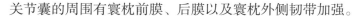

关节囊的周围有寰枕前膜、后膜以及寰枕外侧韧带加强。

（4）**寰枢关节**：由三个独立的关节构成，包括左右寰枢外侧关节和寰枢正中关节，前者由寰椎侧块的下关节面和枢椎的上关节面构成，后者由枢椎齿突的前关节面和寰椎前弓后面的齿凹构成。两者联合活动可使头做旋转运动。

3. 颈部韧带

颈椎周围有一系列韧带，对固定颈椎和限制颈椎运动起着重要的作用。

（1）**前纵韧带**：位于椎体的前面，起自枕骨大孔前缘，下达第1或第2骶椎体的前面，为全身最长的韧带，很坚韧，使椎体与椎间盘牢固联结，防止脊柱过度后伸和椎间盘向前脱出。前纵韧带在颈椎及其椎间盘前面阔而较薄，较后纵韧带坚韧，由三层并列纵行的纤维组成，深层纤维跨越椎间盘，紧密连接相邻的两个椎体，浅、中层韧带则跨越2~5个椎体。

（2）**后纵韧带**：位于椎体的后面（椎管前壁），起自枢椎，止于骶管前壁。后纵韧带较前纵韧带狭窄，中部有沟隙，椎体的静脉从中通过，限制脊柱过度前屈和防止椎间盘向后脱出。后纵韧带中央部较厚，两侧较薄弱，因而椎间盘髓核突出较少发生于中央部，常发生于后纵韧带的两侧。

（3）**项韧带**：为项正中线呈矢状位的板状韧带，由弹性纤维构成。向上附着于枕外隆凸，向下附着于 C_7 棘突并续于棘上韧带。项韧带后缘肥厚游离，前缘附着于寰椎后结节及棘突，具有维持头颈部直立体位的作用。

（4）**黄韧带**：又称弓间韧带，是联结相邻椎弓板间的韧带，起自上位椎板下缘的前面，向下止于下位椎板上缘的后面，外缘止于关节突。由黄色弹性纤维构成，坚韧而富有弹性。黄韧带协助围成椎管，限制脊柱过度前屈，同时协助颈部肌肉维持头颈部挺直。黄韧带增生肥厚，可压迫通过椎间孔的神经根，或引起椎管狭窄压迫脊髓，严重者出现脊髓型颈椎病。

（5）**棘间韧带**：联结于各棘突之间，前与黄韧带相延续，后方移行连接棘上韧带或项韧带，在颈部较为薄弱，可限制颈椎前屈。

（6）**棘上韧带**：起自 C_7 棘突，上连项韧带而下连于各椎骨的棘突末端，前方与棘间韧带相接续，该韧带亦可限制脊柱前屈。

（7）**横突间韧带**：位于相邻的横突间，颈部的韧带纤维较少。

（8）**寰椎与枕骨及枢椎之间的韧带**。

①寰枕前膜：枕骨大孔前缘与寰椎前弓上缘之间的联结，其形态宽阔。因前纵韧带的影响，寰枕前膜的前面中部厚而两侧略薄，大部分与关节囊相融合。

②寰枕后膜：枕骨大孔后缘与寰椎后弓上缘之间的联结，与寰枕前膜相比，形态薄而

略窄。寰枕后膜的前面与硬脊膜紧密相连，中部略厚，后面与头后小直肌相接，两侧移行于关节囊。其与寰椎后弓的椎动脉沟围成一管，椎动脉和枕下神经从此管通过。该处病变时容易出现椎-基底动脉缺血、枕神经痛等。

③寰枕外侧韧带：寰椎横突上面与枕骨的颈静脉突之间的联结，辅助加强稳固关节囊外侧壁。

④寰枢前膜：寰椎前弓下缘和枢椎体前面之间的联结，两侧寰枢关节之间坚韧而长的结构。因前纵韧带移行，膜的中部增厚。

⑤寰枢后膜：寰椎后弓下缘与枢椎椎弓上缘之间的联结，寰椎与枢椎之间薄而宽阔的结构。其中部稍厚，第 2 颈脊神经从寰枢后膜两侧穿过。

⑥寰椎横韧带：寰椎左右侧块内侧面坚韧而肥厚的联结。该韧带前面稍微凹陷而中部稍宽，中部有一关节面，其由纤维软骨组成，寰齿后关节则由该关节面与枢椎齿突后面的关节面构成。寰椎的椎孔则由寰椎横韧带分成前后两部分：前部较小且只有齿突；而后部大，其内容纳了脊髓及其被膜等组织。韧带中部向上、下方各发出一条纵行纤维束，上方纤维束末端附着于枕骨大孔前缘，下方纤维束与枢椎体的后面相连，又称为上、下脚，二者与寰椎横韧带共同构成寰椎十字韧带。

⑦覆膜：位于椎管内，齿突及其周围的韧带与枢椎体的后面及后纵韧带之间强韧而宽阔的结构。在前面，覆膜与寰椎十字韧带联结，在外侧，其融合于寰枢外侧关节的关节囊。

⑧翼状韧带：位于寰椎横韧带的上方，齿突尖的两侧与枕骨髁内侧面的粗糙部之间的强韧圆索状韧带，共两条，分布左右。并分别与寰齿前、后关节囊及寰枕关节囊相融合。可限制头部过度的前俯和旋转运动。

⑨齿突尖韧带：为细小的索状韧带，位于两侧翼状韧带上缘之间，联结齿突尖与枕骨大孔前缘，并分别与寰枕前膜和寰椎十字韧带（上脚）相愈合。头部后仰时紧张，前俯时松弛。

三、颈部的肌肉和筋膜

（一）颈项部肌肉群

颈部分为固有颈部和项部。两侧斜方肌前缘之前和脊柱前方部分称为固有颈部，两侧斜方肌前缘之后和脊柱后方部分称为项部。

1. 固有颈部

固有颈部的肌群按其位置可分为颈浅肌与颈外侧肌、颈前肌群、颈深肌群。

（1）颈浅肌与颈外侧肌。

①颈阔肌：位于颈部浅筋膜内的皮肌，薄而宽阔。该肌起点为三角肌和胸大肌表面的筋膜；止点为口角、下颌骨下缘及面部皮肤。

● 作用　收缩时拉口角及下颌向下，并使颈部皮肤出现皱褶。

● 神经支配　面神经的颈支。

颈阔肌的位置表浅，若受到损伤是直接的。因为颈阔肌收缩时拉口角及下颌向下，并使颈部皮肤出现皱褶，所以容易引起颈纹的产生。比如长期低头的情况下，人们会处于颈部往前伸、下巴往下的姿势，这时颈阔肌处于长期缩短状态，加上重力的影响、脂肪的堆积、颈部张力的异常，就容易出现颈纹。

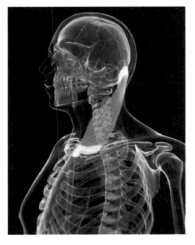

图 3-10　胸锁乳突肌

②胸锁乳突肌：颈部最大、最具弹性的肌肉之一。它有两个头，将颞骨的乳突连接到胸骨柄和锁骨内侧。连接到胸骨柄的一部分称为胸骨头，连接到锁骨内侧的一部分称为锁骨头。胸锁乳突肌与下颌支平行走向，并与头夹肌形成一个"内倾"的结构。这两个肌群一起将头部从前到后置于肩带的中央。胸锁乳突肌与颞骨的乳突紧密相连，并在颈部倾斜，这使其成为侧向弯曲和头颈旋转的强大原动力。（见图 3-10）

● 作用　两侧收缩使头向后仰；一侧收缩使头向同侧倾斜，脸转向对侧。

● 神经支配　受副神经和 $C_2 \sim C_4$ 神经支配，且副神经与颈丛神经存在交通支联系。

颈丛神经皮支在胸锁乳突肌后缘中点附近穿出，穿出部位是颈部皮肤浸润麻醉的一个阻滞点。当副神经受到损伤时，会造成胸锁乳突肌的瘫痪，头不能向患侧侧屈，脸不能转向对侧。

（2）颈前肌群。

①舌骨上肌群：位于舌骨与下颌骨和颅底之间，两侧各有 4 块肌，皆止于舌骨，分别为二腹肌、下颌舌骨肌、茎突舌骨肌和颏舌骨肌。舌骨上肌群帮助增强口腔底部，同舌骨下肌群一起共同负责舌骨的运动，同时，由于它们在咀嚼过程中的作用，也被称为咀嚼运动的附属肌肉。舌骨上肌群包括：

二腹肌　位于下颌骨下方，有前、后两个肌腹，二者以中间腱相连。前腹起自下颌骨二腹肌窝，斜向后下方；后腹比前腹长，起自乳突内侧，斜向前下；中间腱借筋膜形成的滑车系于舌骨。二腹肌的前腹负责将下颌骨向前拉并向下压，而后腹则将舌骨拉回。另外，二腹肌将颈前三角分为下颌下三角、颈动脉三角、颏下三角这三个较小的分区。

下颌舌骨肌　位于二腹肌前腹深面的三角形扁肌，起自下颌骨的下颌舌骨肌线。

茎突舌骨肌　位于二腹肌后腹之上并与之伴行，起自茎突。

颏舌骨肌　位于下颌舌骨肌深面，起自下颌骨颏棘。帮助舌骨向前、向上移动，同时支持张口运动和下颌骨的横向运动。

●作用　上提舌骨，并可使舌升高；当舌骨固定时，可拉下颌骨向下而张口。

●神经支配　二腹肌前腹受三叉神经支配，后腹受面神经支配；下颌舌骨肌受三叉神经支配；茎突舌骨肌受面神经支配；颏舌骨肌受 C_1 神经前支支配。

②舌骨下肌群：位于颈前部、舌骨下方正中线的两旁，居喉、气管、甲状腺的前方，分浅深两层排列。它们分别为：

胸骨舌骨肌　位于颈部正中线的两侧，为薄片带状肌。起自胸骨柄和锁骨胸骨端后面，止于舌骨体内侧部。

肩胛舌骨肌　位于胸骨舌骨肌的外侧，为细长带状肌，分为上腹部和下腹部。下腹部从肩胛骨的上缘开始，斜向外上方，在颈外侧区域的高度处融合为中间腱，肌腱与包围神经血管束的颈动脉鞘相连。由于它附着在颈动脉鞘上，所以它有额外的功能，通过拉动颈动脉鞘，它能保持颈内静脉的低压力，从而增加头部到上腔静脉的血液回流。

胸骨甲状肌　位于胸骨舌骨肌深面。起自胸骨柄上缘内侧，止于甲状软骨下端的侧面。

甲状舌骨肌　位于胸骨甲状肌上方，被胸骨舌骨肌遮挡。起自甲状软骨斜线，止于舌骨体外侧部及舌骨大角。

●作用　下降舌骨和喉。

●神经支配　颈袢。

（3）颈深肌群。

①内侧肌群：位于脊柱颈段前面、正中线的两侧，分别为颈长肌、头长肌、头前直肌和头外侧直肌。

颈长肌　颈前部最深的肌肉，分为 3 束。上斜束起自 $C_3 \sim C_5$ 横突前结节，止于寰椎前结节。中间垂直束起自上 3 个胸椎椎体前方和下 3 个颈椎横突前方，止于 $C_2 \sim C_4$ 椎体前方。下斜束起自 $T_1 \sim T_3$ 椎体的前方，向上向前止于 $C_5 \sim C_6$ 的横突前结节。作用：双侧收缩进行颈前屈，单侧收缩侧屈头颈部，使头颈部转向对侧。维持颈椎正常的生理弯曲，防止头部过度后仰。神经支配：$C_2 \sim C_7$ 神经。

头长肌　起自 $C_3 \sim C_6$ 横突前结节，肌纤维斜向内上方，止于枕骨底部的咽结节后侧的部分。作用：使头前、侧屈。神经支配：$C_1 \sim C_3$ 神经。

头前直肌　起自寰椎横突根部，肌纤维斜向内上方，在头长肌止点后方，止于枕骨底部的枕骨大孔前方。作用：协调头颅后仰、旋转。神经支配：C_1、C_2 神经。

头外侧直肌　起自寰椎横突，止于枕骨外侧部的下面。作用：使头颅侧倾。神经支配：C_1、C_2 神经。

②外侧肌群：包括前斜角肌、中斜角肌、后斜角肌。

前斜角肌 起自 $C_3 \sim C_6$ 横椎前结节，锁骨下动脉沟的前方，肌纤维斜向外下方，止于第 1 肋骨的内上缘。

中斜角肌 起自 $C_2 \sim C_7$ 横突后结节，止于第 1 肋骨的外上方，锁骨下动脉沟以后的部分。

后斜角肌 起自 $C_5 \sim C_7$ 横突后结节，止于第 2 肋骨的外侧面中部的粗隆。

● 神经支配 颈神经前支。

当胸廓固定时，单侧斜角肌收缩使颈部向同侧屈，双侧同时收缩使颈部向前屈；当颈部固定时，双侧收缩可上提第 1、2 肋骨以辅助吸气。斜角肌位于颈部深层的侧方，前、中、后斜角肌并不是连在一起的，前、中斜角肌与第 1 肋骨之间形成斜角肌三角，臂丛神经和锁骨下动脉位于斜角肌三角里。斜角肌紧张最早出现的症状是颈部活动困难、僵硬、颈痛等，主要原因是人长期处于低头的姿势，颈椎就长期处于低头屈曲的状态，此时斜角肌肌纤维处于挛缩变短的紧张状态，长期紧张、受到挤压造成前、中斜角肌压迫神经，从而导致手麻。另外，前、中、后斜角肌的止点都位于肋骨上，肋骨是与呼吸相关的，因此，很多女性不自觉的抬肩式呼吸也会引起斜角肌紧张，颈部疼痛，前、中斜角肌卡压神经造成手麻。

2. 项部

（1）浅层肌肉。

斜方肌 面积最大、位置最浅、功能最多，症状最复杂、最容易治疗的一块三角形阔肌。起自上项线、项韧带、枕外隆凸、C_7 棘突与全部胸椎棘突，止点为锁骨外侧 1/3、肩峰和肩胛冈。上部肌纤维斜向外下方，止于锁骨外 1/3 的后缘和附近的骨面；中部肌纤维平行向外侧，止于肩峰内侧缘和肩胛冈上缘的外侧部；下部肌纤维斜向外上方，止于肩胛冈下缘内侧部。作用：收缩时拉（使）肩胛骨向（往）脊柱靠拢，上部肌束可上提肩胛骨，下部肌束使肩胛骨下降；若肩胛骨固定，单侧肌收缩使颈向同侧屈、脸转向对侧，双侧同时收缩可使头后仰。神经支配：受 C_3、C_4

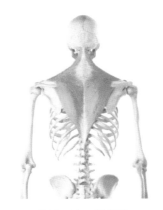

图 3-11 斜方肌

神经前支和副神经支配，副神经起决定性作用，C_3、C_4 神经支配的斜方肌上部前缘的肌纤维对颈部的影响最大，患颈椎病和肩周炎时多累及斜方肌。（见图 3-11）

肩胛提肌　项部两侧的带状长肌，位于斜方肌与胸锁乳突肌的深面。起自 C_3、C_4 横突的后结节，止于肩胛骨上角和内侧缘的上部。作用：收缩时上提肩胛骨；如肩胛骨固定，可使颈屈向同侧和后仰。神经支配：受 C_2 ~ C_5 神经支配，颈椎病常累及此肌。

菱形肌　位于斜方肌深面的菱形扁肌。起自下位 2 个颈椎和上位 4 个胸椎的棘突，止于肩胛骨内侧缘。作用：收缩时牵引肩胛骨向内上并向脊柱靠拢。神经支配：受 C_4 ~ C_6 神经支配。

上后锯肌　处于菱形肌深面，起点为项韧带下部、C_7 ~ T_3 棘突，止于第 2 ~ 5 肋骨肋角的外侧面。作用：上提肋骨帮助吸气。神经支配：肋间神经 T_1 ~ T_4。

（2）深层肌群。

①竖脊肌：位于脊柱棘突两侧、斜方肌和背阔肌深面。起自骶骨背面、髂嵴后部和腰椎棘突，止于颈、胸椎的棘突与横突、颞骨乳突和肋角。

● 作用　一侧肌收缩使脊柱向同侧屈；两侧同时收缩使脊柱后伸和仰头。

● 神经支配　受脊神经后支支配。

②半棘肌：分为头半棘肌、颈半棘肌、胸半棘肌。

头半棘肌　位于头颈夹肌之下，颈最长肌和头最长肌的内侧。起自 C_4 ~ C_7 的关节突和 T_1 ~ T_6 的横突，止于枕骨上下项线之间。作用：双侧收缩，后伸头颈部；单侧收缩，侧屈头颈部并使头颈部旋向对侧。神经支配：受枕大神经和 C_3 颈神经支配。当头半棘肌出现僵硬时，常常引发头部后侧疼痛，无法正常地平躺，需将头靠在枕头上。

颈半棘肌　居于头半棘肌深面。起自 T_1 ~ T_6 的横突，止于 C_2 ~ C_5 棘突。作用：双侧收缩，使 T_1 ~ T_4 和颈椎伸展，单侧收缩，旋转颈部。神经支配：受下位颈神经和 T_1 ~ T_6 神经的支配。当颈半棘肌出现问题时，低头之后的转头动作出现限制和疼痛。

胸半棘肌　起自 T_6 ~ T_{11} 的横突，止于 C_6 ~ T_4 棘突。作用：双侧收缩，使躯干伸展；单侧收缩，旋转躯干。神经支配：受胸神经后支的内侧支支配。

（3）枕下肌群：分为头后小直肌、头后大直肌、头上斜肌和头下斜肌。枕下肌群主要受 C_1 颈神经后支支配。枕下肌群是使上颈椎后伸的肌肉，主要控制寰枢关节和寰枕关节并辅助稳定头部。当我们长期低头或头部保持同一姿势时，枕下肌群会受到损伤，长此以往，会导致肌肉紧张僵硬，形成无菌性炎症等。椎动脉位于枕下肌群深层的后内下方，当枕下肌群长期受累，导致无菌性炎症，会引起肌肉痉挛、硬化、粘连，从而影响椎动脉，导致眩晕、恶心、耳鸣等椎动脉型颈椎病的症状。

头后小直肌　起自寰椎后结节，肌纤维向上，止于下项线的内侧。作用：使头后仰。

头后大直肌　起自 C_2 棘突，肌纤维斜向外上方，止于枕骨下项线的外侧部。作用：单侧收缩，使头向同侧旋转，双侧收缩，使头后仰。

头上斜肌　起自寰椎横突，肌纤维斜向内上方，止于下项线上方外侧部。作用：单

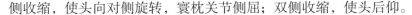

侧收缩，使头向对侧旋转，寰枕关节侧屈；双侧收缩，使头后仰。

头下斜肌 起自 C_2 棘突，止于寰椎横突。作用：使头向同侧旋转，同时向同侧侧屈。

● 神经支配 枕下肌群受 C_1 颈神经后支支配。

（二）颈部筋膜

筋膜在卵子受精后的第十五天形成，是生物力学的自主管理系统。筋膜是肌的辅助装置之一，由结缔组织构成，分为浅筋膜和深筋膜。

1. 浅筋膜

浅筋膜又称皮下筋膜或皮下组织，由疏松结缔组织组成，颈部浅层的神经、血管和颈阔肌由颈浅筋膜包裹；浅筋膜有维持体温和保护深部结构的作用。

2. 深筋膜

深筋膜即是固有筋膜，由致密结缔组织组成，位于浅筋膜深面，包被体壁、血管、四肢的肌和神经等，遍布于全身且互相连续。颈深筋膜又称为颈筋膜，可分为浅、中、深三层，包绕颈、项部诸肌和其他结构，在某些部位形成筋膜鞘或间隙。深筋膜的功能有：肌收缩时能在各肌和肌群之间起缓冲作用，使之免受摩擦；可作为部分肌的起止点，血管、神经在深筋膜形成的筋膜鞘内有利于血管扩张；在有炎症时，深筋膜还有限制脓液扩散流动的作用。

（1）颈筋膜。

①浅层（封套筋膜）：上端附于头颈交界线，下端附于颈、胸和上肢交界线，向前于颈前正中线处左、右延续，向两侧包绕胸锁乳突肌与斜方肌同时形成两肌的鞘，向后附于项韧带和 C_7 棘突，形成完整的封套结构。在舌骨上部，封套筋膜分为深浅两层，包裹下颌下腺和二腹肌前腹；在面后部，浅深两层包裹腮腺。在颈静脉切迹上方，分为浅深两层，向下分别附着于颈静脉切迹的前、后缘，即包绕二肌（斜方肌、胸锁乳突肌）、二腺（下颌下腺、腮腺）、二间隙（胸骨上间隙、锁骨上间隙）。

②中层（气管前筋膜）：位于舌骨下肌群深面，包裹着咽、喉、气管颈部、食管颈部、甲状旁腺等器官，形成甲状腺鞘。在甲状腺与食管上端、气管邻接处，腺鞘后层增厚形成甲状腺悬韧带。

③深层（椎前筋膜）：位于颈深肌群浅面，上端附着于颅底，下端续于胸内筋膜和前纵韧带，两侧覆盖臂丛、锁骨下动脉、锁骨下静脉、颈交感干与膈神经。此筋膜向下外方由斜角肌间隙开始包裹锁骨下动、静脉及臂丛，并向腋窝走行，形成腋鞘。

（2）**颈动脉鞘**：是颈筋膜向两侧扩展，包绕颈内动脉、颈内静脉、颈总动脉和迷走神经等形成的筋膜鞘。

（3）颈筋膜间隙。

①胸骨上间隙：封套筋膜在距胸骨柄上缘 3 ~ 4 厘米处，分为深浅两层，下端附于胸骨柄前、后缘，深浅两层之间为胸骨上间隙。

②气管前间隙：位于气管前筋膜与气管颈部之间。

③咽后间隙：位于椎前筋膜与颊咽筋膜之间，其延伸至咽外侧壁的部分为咽旁间隙。

④椎前间隙：位于脊柱、颈深肌群与椎前筋膜之间。颈椎结核脓肿多积于此间隙，并经腋鞘扩散至腋窝。

四、颈部血管（见图 3-12）

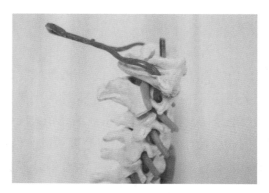

图 3-12　颈部血管模型

（一）颈部动脉

1. 颈总动脉

颈总动脉分为左颈总动脉和右颈总动脉。左颈总动脉起自主动脉弓，右颈总动脉起于头臂干。左颈总动脉可分为胸、颈两部分。它们均经胸锁关节后方，沿食管、气管及喉两侧上升，至甲状软骨上缘水平分为颈内动脉与颈外动脉。在颈总动脉分叉处及其附近，有颈动脉窦与颈动脉小球两个重要结构。

颈动脉窦　颈总动脉末端与颈内动脉起始部的膨大部分。颈动脉窦属于压力感受器，可以感受血压的变化，当血压升高时会引起窦壁扩张，刺激窦壁内的压力感受器，进一步通过神经系统的调节反射性地引起心跳减慢和末梢血管扩张，使血压下降。

颈动脉小球　借结缔组织连于颈总动脉分叉处的后方，属于化学感受器，可感受血液中二氧化碳分压、氧分压和氢离子浓度的变化。当血液中氧分压或二氧化碳分压增高时，它可通过神经系统的调节反射性地促进呼吸加深加快，以保持血中氧分压和二氧化碳含量的平衡。

2. 颈外动脉

从颈总动脉发出后，先行于颈内动脉内侧，后从前方跨至其外侧，上行穿腮腺达下颌颈处，分为颞浅动脉和上颌动脉两终支。颈外动脉分支有：

甲状腺上动脉　从颈外动脉发出后，向前下方行至甲状腺侧叶上端，并分为前后两支。前后支分布于甲状腺和喉。前支沿甲状腺侧叶前缘下行，分布于侧叶前面；后支沿侧叶后缘下行。

舌动脉　在舌骨水平起于颈外动脉，向前内上方行至口腔底入舌，分支分布于舌、口腔底结构和腭扁桃体等。

面动脉　于下颌角水平起自颈外动脉，向前上经下颌下腺深面，在咬肌止点前缘处绕过下颌体下缘，至面部沿口角、鼻翼外侧迂曲上行到目内眦，移行为内眦动脉。

颞浅动脉　于外耳门前方上行，跨颧弓根部至颞部，分支于颞、顶、额部及腮腺的软组织。

上颌动脉　在下颌颈的深面进入颞下窝，向前内行达上颌骨后面，沿途分支分布于牙及牙龈、鼻腔、腭、颊、咀嚼肌等处。

甲状软骨上缘是颈外动脉和颈总动脉的分界线。

3. 颈内动脉

由颈总动脉发出后，直接向上经颅底颈动脉管进入颅腔，分支分布于脑和视器。

4. 锁骨下动脉

左侧起自主动脉弓，右侧从胸锁关节后方起于头臂干，在第1肋骨外侧缘续于腋动脉。以前斜角肌为界，锁骨下动脉分为三段。

第1段：居于前斜角肌内侧、胸膜顶前方，左、右侧前方均有迷走神经跨过，左侧同时有胸导管或膈神经跨过。椎动脉为该段动脉的分支。

椎动脉　沿前斜角肌内侧上行于胸膜顶前面，穿经上位6个颈椎横突孔，经枕骨大孔入颅，分布于脑、脊髓和内耳。根据解剖可以分为5段。V_1段：横突孔内垂直段，起始处至C_2横突孔。V_2段：外横行段，出C_2横突孔向外横行的一段。V_3段：垂直段，垂直上行穿C_1横突孔走行的一段。V_4段：内横行段，出C_1横突孔向内横行，再弯向上至枕骨大孔的一段。V_5段：椎动脉颅内段至基底动脉汇合处。椎间盘突出压迫椎动脉可出现头晕头痛、视力模糊、耳鸣眼花、眩晕恶心、记忆力减退等，其中眩晕是最为突出的症状，这些是椎动脉型颈椎病的症状。

第2段：位于前斜角肌后方，上端与臂丛各干相邻，下方跨胸膜顶。

第3段：位于前斜角肌外侧，第1肋骨上面，其前下方与锁骨下静脉相邻，外上方为臂丛。

5. 颈动脉三角

颈动脉三角由胸锁乳突肌上份前缘、二腹肌后腹和肩胛舌骨肌上腹围成。在颈动脉三角内有六个非常重要的结构。首先是位于三角中间的颈总动脉和它的两个分支颈内动脉和颈外动脉。然后是与颈总动脉和颈内动脉伴行的颈内静脉及其属支，包括面静脉、舌静脉、甲状腺上静脉和甲状腺中静脉。接着是舌下神经和舌下神经的降支，再往下是副神经和迷走神经，最后就是颈部的淋巴结。

（二）颈部静脉（见图 3-13）

1. 颈内静脉

于颈静脉孔处续于颅内乙状窦，在颈动脉鞘内沿颈内动脉、颈总动脉的外侧下行，至同侧胸锁关节的后方与锁骨下静脉汇合，形成头臂静脉，有颅内和颅外两种属支。

2. 颈外静脉

由耳后静脉、枕静脉和下颌后静脉的后支等汇合而成，在胸锁乳突肌表面下行汇入锁骨下静脉。颈外静脉浅居皮下，属于浅静脉。心脏疾病或上腔静脉压升高时，可见颈外静脉怒张。

3. 锁骨下静脉

由腋静脉越过第 1 肋骨外缘后延续而成，向内横过第 1 肋骨上，至胸锁关节后方与颈内静脉汇合形成头臂静脉。锁骨下静脉主要收集上肢、颈部浅层结构的静脉血。

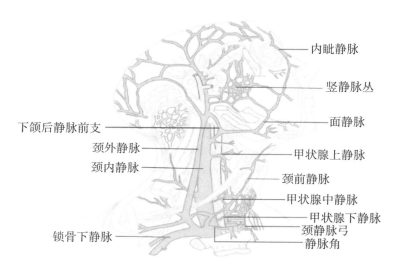

图 3-13　颈部静脉

五、颈部神经（见图 3-14）

颈部神经按不同来源可分为三类：①末 5 对脑神经——舌咽神经、迷走神经、副神经、舌下神经和面神经，分布至腮弓演化的肌肉，有的带有副交感纤维，分布至内脏器官。②颈部脊神经前支形成颈丛，主要分布于颈部皮肤和固有肌。膈神经从颈部下降到胸腹腔之间。③颈交感干，主要分布至颈部器官和头部腺体以及平滑肌组成的器官。

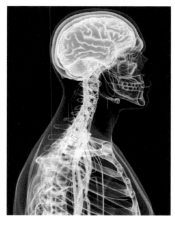

图 3-14 颈部神经

（一）脑神经

1. 舌咽神经

舌咽神经是第九对脑神经，其与迷走神经和副神经一起从颈静脉孔穿出。经过上、下神经节两个膨大处出颅，接着在颈内动、静脉之间向下走行，然后呈弓形向前，经舌骨舌肌内侧达舌根。舌咽神经有三个主要分支，分别是鼓室神经、颈动脉窦支和舌支。其中颈动脉窦支在颈静脉孔下方发出，沿颈内动脉下降，止于颈动脉窦和颈动脉小球。

2. 迷走神经

迷走神经是行程最长、分布最广的脑神经。迷走神经沿途发出许多分支，其中在颈部较重要的分支有脑膜支、耳支、咽支、喉上神经和心支。

脑膜支 发自迷走神经上神经节，分布于颅后窝硬脑膜，传导一般感觉冲动。

耳支 发自迷走神经上神经节，分布于耳廓后面及外耳道的皮肤，含躯体感觉纤维。

咽支 由迷走神经下神经节发出至咽，分布于咽部黏膜、咽缩肌及软腭的肌肉，与舌咽神经和交感神经咽支组成咽丛，含内脏感觉和躯体运动纤维。

喉上神经 发自迷走神经下神经节，沿颈内动脉内侧向下走行，于舌骨大角处分成内、外两支。内支为感觉支，也称喉内神经，伴喉上动脉穿甲状舌骨膜入喉腔，分布于舌根、咽部、会厌以及声门裂以上的喉黏膜，传导一般内脏感觉和味觉；外支含躯体运动纤维，伴甲状腺上动脉下行，支配环甲肌。

心支 由迷走神经发出分为上、下两支，分别沿喉与气管两侧下行进入胸腔，与颈交感神经节发出的心神经一起构成心丛，起到调节心脏活动的作用。其中分布于主动脉弓壁内的上支有一分支称主动脉神经或减压神经，可以感受血压变化和化学刺激。

3. 副神经

副神经是 12 对颅神经中的第 11 对神经。副神经由脑根和脊髓根两部分组成，经颈静脉孔出颅后分离为二。副神经的纤维会加入迷走神经的心支中。

副神经的脊髓根出颈静脉孔后，向后下方斜降，从胸锁乳突肌上部进入并分布在胸锁乳突肌。接着从胸锁乳突肌后缘中点处穿出，继续斜向后下方，经过颈后三角，在此三角内与 C_3、C_4 神经交通支合并，跨过肩胛提肌的表面，从斜方肌前缘到达斜方肌深侧，并分布在斜方肌。

4. 舌下神经

舌下神经由延髓舌下神经核发出，自延髓前外侧沟出脑，向外经舌下神经管出颅，主要由一般躯体运动纤维组成。出颅后，支配全部舌内、外肌。舌下神经弓形部在颈内、外动脉浅面向下发出降支，称为颈袢上根，沿颈总动脉浅面下降，组成颈袢。

5. 面神经

面神经的其中一个分支——颈支在颈阔肌下面的分支与感觉性的颈横神经分支吻合形成神经丛，即颈浅神经袢。

（二）脊神经

颈部共有 8 对脊神经，分别称第 1~8 对颈神经，其中第 1 对颈神经于枕寰之间出椎管，第 2~7 对颈神经在对应椎骨上方的椎间孔出椎管，第 8 对颈神经在 C_7 和 T_1 之间的椎间孔出椎管。（见图 3-15）

颈部脊神经由前、后根在椎间孔内合并而成。一般前根为运动性，起于脊髓前角，除含有躯体运动神经外，在 T_1~L_3［以下均用腰椎英文（lumbar vertebra）第一个字母 L 表示，L_3 即第 3 腰椎］节段及 S_2~S_4［以下均用骶椎英文（sacral vertebra）第一个字母 S 表示，S_2 即第 2 骶椎］节段还分别含有交感神经纤维和副交感神经纤维，躯体运动神经支配骨骼肌运动，内脏神经的传出神经即交感神经和副交感神经的功能既相互对立又相互协调，支配心肌、平滑肌、腺体等内脏运动。后根为感觉性，止于脊髓后角，除含躯体感觉神经接受皮肤感觉外，在 T_1~L_3 节段及 S_2~S_4 节段还含有内脏感觉神经，传导内脏感觉。每对脊神经均由前、后根汇集而成。因此每对脊神经都是混合性神经。

颈部脊神经的神经干很短，穿出椎间孔后就分为 3 支——后支、前支和脊膜支。

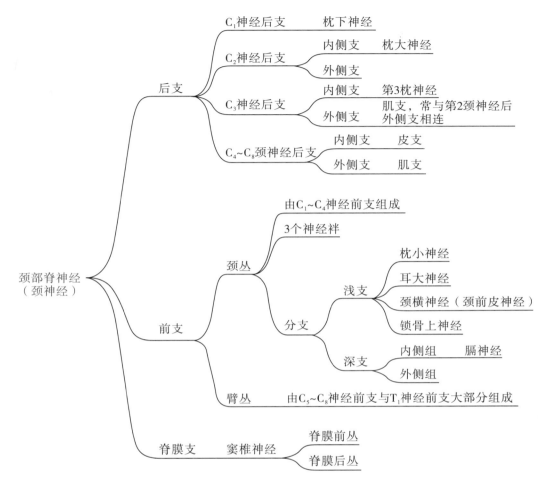

图 3-15　颈部脊神经思维导图

1. 颈神经后支

$C_5 \sim C_8$ 神经的后支较前支细小，C_1、C_2 神经的后支较粗。后支向后绕过椎骨关节，穿横突间后分为内侧和外侧两支，分布于附近的肌肉、骨及关节，其神经末梢在皮下形成皮神经。除 C_2、C_3、C_4 或 C_5 神经后支的内侧支支配皮肤外，所有颈神经的后支均支配肌肉。

（1）C_1 **神经后支**：又称枕下神经，一般较前支粗大。

● 走行　经寰椎后弓上方和椎动脉下方向后进入枕下三角。分布于头后大直肌、头后小直肌、头上斜肌、头下斜肌和头半棘肌。此外，C_1 神经还发出一细支穿头下斜肌或经该肌表面与 C_2 神经后支的内侧支联合。

● 性质　枕下神经一般属运动性，但偶尔发出皮支与枕动脉伴行，分布至枕部的皮肤。

（2）C_2 **神经后支**：是所有颈神经后支中最大者，也比相应的前支粗大得多。

● 走行　在寰椎后弓和枢椎板之间后行，于头下斜肌下方穿出，分为较小的外侧支和较大的内侧支。内侧支（枕大神经）接受 C_1 神经后支交通支，支配头下斜肌，与枕动脉伴行，分布于上项线至颅顶处皮肤。C_2 神经后支的外侧支发出分支与 C_3 神经后支的外侧支相连，支配头夹肌、头长肌及头半棘肌。

● 性质　在临床中，当枕大神经穿经颈部伸肌附着处发生病变时，或者当 C_1、C_2 椎间关节炎累及 C_2 神经后内侧支时，会发生枕大神经卡压，常引起枕大神经分布区疼痛和感觉异常的综合征，称枕大神经痛。

（3）C_3 神经后支。

● 走行　绕 C_3 的关节突向后行，穿颈横突间肌的内侧，分为内侧支和外侧支。内侧支行于头半棘肌和颈半棘肌之间，穿夹肌和斜方肌后终止于皮肤。当 C_3 神经后支在斜方肌深面时，发出一支穿斜方肌，终于枕下区的皮肤，该支被称为第 3 枕神经。第 3 枕神经行走在枕大神经的内侧并与其有交通支相连。有时后内侧支可与 C_2 神经后内侧支及枕下神经连接，在头半棘肌下方形成颈后神经丛。外侧支为肌支，常与 C_2 神经后外侧支相连。

（4）其余 5 对颈神经的后支。

● 走行　绕过相应的椎间关节后分为内侧支和外侧支。外侧支均为肌支，支配项髂肋肌、颈最长肌、头最长肌及头夹肌。其内侧支行于颈半棘肌和头半棘肌之间，至棘突附近穿夹肌和斜方肌，终于皮肤，有时 C_5 神经后内侧支不到达皮肤。C_6、C_7、C_8 神经的后内侧支较小，不到达皮肤，分布于颈半棘肌、头半棘肌、多裂肌和棘突间肌。

2. 颈神经前支

除 C_1 神经前支外，其余颈神经前支都在颈横突前间肌与横突后间肌之间穿出。

颈神经前支相互连接组成颈丛和臂丛。$C_1 \sim C_4$ 神经前支组成颈丛，$C_5 \sim C_8$ 神经前支与 T_1 神经前支大部分组成臂丛。每一条颈神经前支至少从交感干神经节接受一条灰交通支，上 $C_1 \sim C_4$ 神经前支从颈上神经节接受灰交通支，C_5、C_6 神经前支从颈中神经节接受灰交通支，C_7、C_8 神经前支从颈胸神经节接受灰交通支。

（1）颈丛。

①组成和位置。由 $C_1 \sim C_4$ 神经前支构成。位于上 4 个颈椎的外侧，肩胛提肌和中斜角肌的前方，胸锁乳突肌和颈内静脉的深面。除 C_1 神经前支外，其余 3 条颈神经前支都分成升、降两支，相互联合、交织形成 3 个神经袢，分布至颈部的肌肉、膈及头、颈、胸部的部分皮肤。

C_1 神经前支：在寰椎后弓的椎动脉沟内椎动脉的下方外行。与后支分开后，先在椎动脉内侧绕寰椎侧块的外侧向前，继而在寰椎横突前方下降。与 C_2 神经前支的升支在颈内静脉的后方互相联合，形成颈丛的第一个袢。

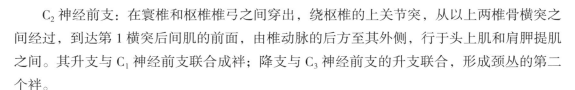

C_2 神经前支：在寰椎和枢椎椎弓之间穿出，绕枢椎的上关节突，从以上两椎骨横突之间经过，到达第 1 横突后间肌的前面，由椎动脉的后方至其外侧，行于头上肌和肩胛提肌之间。其升支与 C_1 神经前支联合成袢；降支与 C_3 神经前支的升支联合，形成颈丛的第二个袢。

C_3 神经前支：在椎动脉的后方经头长肌与中斜角肌之间穿出。在此发出升支与 C_2 神经降支联合形成袢，降支与 C_4 神经升支联合，形成颈丛的第三个袢。

C_4 神经前支：经椎动脉后方，行于前斜角肌与中斜角肌之间，其升支与 C_3 神经的降支联合成袢，降支与 C_5 神经联合。

②分支。颈丛的分支分为深、浅两组，浅支穿颈筋膜分布于皮肤，而深支则多分布至肌肉。

浅支组：各支均在胸锁乳突肌后缘中点附近（神经点）穿出，接着散开分布各方，其分支包括枕小神经、耳大神经、颈横神经和锁骨上神经。

枕小神经 纤维来自 C_2 神经前支和 C_3 神经前支，或来自两者之间形成的颈丛第二个袢。从颈丛发出后，钩绕副神经，沿胸锁乳突肌后缘上行，至头部附近从深筋膜穿出，经胸锁乳突肌止点的后部，在耳廓的后方上行到头的侧面。支配耳廓后上部、耳廓内面上 1/3、乳突部及枕部外侧区的皮肤，并与耳大神经、枕大神经和面神经的耳后支相联系。

耳大神经 起自 C_2、C_3 神经前支，为颈丛最大的分支。从颈丛发出后，经胸锁乳突肌后缘，向前上方斜行胸锁乳突肌表面，穿深筋膜，在颈阔肌和颈外静脉深面向下颌角的方向上行至腮腺处，分为前、后两支。前支经腮腺部表面，分布于腮腺表面及覆盖咬肌下部的面部皮肤，并与腮腺内的面神经分支相联系。后支分布于乳突表面、耳廓背面（上部除外）、耳甲及耳垂的皮肤。后支还与枕小神经、迷走神经的耳支和面神经的耳后支相交通。

颈横神经 又叫颈前皮神经，由 C_2、C_3 神经前支的纤维组成，于胸锁乳突肌后缘中点处钩绕该肌，沿其表面横行向内，至胸锁乳突肌前缘处穿深筋膜浅出，在颈阔肌深面与面神经颈支构成小的神经丛。另一部分分支穿颈阔肌分布至颈前上部的皮肤。降支穿颈阔肌行向前外，分布于颈前外侧区的皮肤，下达胸骨。

锁骨上神经 以一条总干起自 C_3、C_4 神经前支，从胸锁乳突肌后缘中点稍下方穿出，行于颈阔肌深面，下行到锁骨稍上方浅出。分为锁骨上内侧神经、锁骨上中间神经和锁骨上外侧神经三支。锁骨上内侧神经分布于胸锁关节和第 2 肋骨以上的皮肤。锁骨上中间神经跨过锁骨分布于三角肌、胸大肌表面的皮肤，最下到第 2 肋骨平面，在第 2 肋骨附近与胸神经皮支重叠。锁骨上外侧神经在斜方肌和肩峰的表面下降，分布于肩胛后上部的皮肤。

深支组：为肌支及其他神经之间的交通支，这些分支可分为向前内行走的内侧组和向后外行走的外侧组。其各分支如表 3-1、表 3-2 所示。

＊膈神经

膈神经是内侧组分支的肌支之一，以 C_4 神经为主，C_3、C_5 神经参与组成，并与交感神经节间有交通支。从前斜角肌表面下行，经锁骨下动、静脉之间，下降至膈肌中心腱附近，分布于膈肌。颈部膈神经的主要标志是贴在前斜角肌的前表面。

膈神经是混合神经，负责支配膈肌的运动和纵隔胸膜及膈上、下、中央部的胸膜和腹膜的感觉。因为右膈神经的感觉纤维还分布到肝和胆囊附近的腹膜，所以肝和胆囊炎等刺激腹膜所产生的冲动可随右膈神经传入中枢，又因为与 $C_3 \sim C_5$ 神经皮支分布的右臂部阶段一致，故可引起右肩部的牵涉性痛。此外，左膈神经主心包及膈中央部邻近的感觉，故膈中央及心脏有关刺激可引起左肩部的牵涉性痛。

上述两类疾病引起的两侧肩部的疼痛，不仅要和肩部疾病相鉴别，也要注意和颈椎病引起的肩部疼痛鉴别。

表 3-1　颈丛深支内侧组各分支

分类	神经	纤维来源
交通支	与舌下神经的交通支	$C_1 \sim C_2$
	与迷走神经的交通支	$C_1 \sim C_2$
	与交感神经的交通支	$C_1 \sim C_4$
肌支	头外侧直肌支	C_1
	头前直肌支	$C_1 \sim C_2$
	头上肌支	$C_1 \sim C_3$
	颈长肌支	$C_2 \sim C_4$
	颈袢下根	$C_2 \sim C_3$
	膈神经	$C_3 \sim C_5$

表 3-2　颈丛深支外侧组各分支

分类	神经	纤维来源
交通支	与副神经的交通支	$C_2 \sim C_4$
	胸锁乳突肌支	$C_2 \sim C_4$
肌支	斜方肌支	C_2
	肩胛提肌支	$C_3 \sim C_4$
	中斜角肌支	$C_3 \sim C_4$

（2）臂丛。

①组成和位置。由 $C_5 \sim C_8$ 神经前支与 T_1 神经前支大部分组成。在锁骨平面以上，这5支神经经由横突前后结节形成的沟槽，行经椎动脉的后侧及前后横突间肌之间向外侧行，再于前、中斜角肌的间隙穿出。臂丛神经在锁骨中点上方较为集中，位置较浅，临床上常在此处进行臂丛阻滞麻醉。

②分支。臂丛神经在锁骨上部的分支分别与交感神经、膈神经有交通支。在锁骨平面以下，上述神经相互连接组成上、中、下三干。即上干由 C_5、C_6 神经根于中斜角肌外侧缘合成；中干由 C_7 神经根于前斜角肌后侧单独构成；下干由 C_8 神经根和 T_1 神经根于前斜角肌后侧合成。每干又分成前后两支，其上、中干的前支组成外侧索，下干的前支形成内侧索，上、中、下三干的后支合成后索。外侧索下行发出肌皮神经，内侧索向下构成尺神经；外侧索、内侧索各分一股，合成正中神经；后索则向下构成桡神经。此外，颈神经根前支还形成胸长神经、胸背神经、肩胛背神经和肩胛上神经等支配肩、胸部肌肉。

*脊神经根与上肢皮肤神经的关系

上肢的皮肤感觉来自颈丛、臂丛及胸 1～2 脊神经根，其中臂丛为主要部分。其对应关系如表 3-3 所示。

表 3-3　脊神经根与上肢皮肤神经的关系

脊神经根	神经分布上肢皮肤区域
C_4	肩锁关节的顶部
C_5	肘前窝的外侧（桡侧），肘横纹近端
C_6	拇指近节背侧皮肤
C_7	中指近节背侧皮肤
C_8	小指近节背侧皮肤
T_1	肘前窝的内侧（尺侧），肱骨内上髁近端
T_2	腋窝的顶部

脊神经根在穿椎间孔的行程中，可能由于椎间盘萎缩、椎骨的病变、椎间关节的肥大及颈椎后外侧钩椎关节的退行性改变等受到压迫或刺激，引起支配区域的感觉减退或疼痛和肌肉萎缩。

在临床上，上肢皮肤感觉异常可以提示相应的脊神经根病变；同时，在颈、肩、上肢部刺激神经走行的不同部位，可根据感觉的异常变化，找到或排除可能存在的卡压点，如当 C_6 神经根受累时，上臂外侧、前臂桡侧和拇指区域发生疼痛，肱二头肌反射减弱；C_7

神经根受累时，前臂背侧、手掌桡侧、手背、中指和食指均有感觉异常，同时肱三头肌腱反射减弱。此外，通过对比两侧皮肤触觉、痛觉、位置觉等，可根据感觉异常区域，鉴别中枢系统疾病和周围神经系统疾病。

3. 脊膜支

脊膜支又称为窦椎神经。在脊神经尚未分为前支和后支时发出，逆向行走，有交感神经节后纤维加入，经椎间孔进入椎管。在椎管内，分为较粗的升支和较细的降支，与相同神经相互吻合构成脊膜前丛和脊膜后丛。上方进入颅内，下方与胸脊髓段相延续，分布于脊膜、椎骨、韧带、关节囊及脊髓血管等部位。

（三）颈交感干

颈交感干由颈上、中、下交感神经节及节间支组成，位于脊柱颈部两侧、椎前筋膜后方。颈上神经节最大，长约 3 厘米，呈梭形或扁圆形，位于 C_1、C_2 或 C_2、C_3 横突前方。颈中神经节较小，位于 C_6 横突前方，但不恒定。颈下神经节多与第 1 胸神经节融合称颈胸神经节，又称星状神经节，位于第 1 肋颈的前方，长 1.5～2.5 厘米。上述三神经节各发出一心支参与心丛的组成。

1. 交感神经及其功能

交感神经属自主神经系统（内脏神经系统）的一部分，几乎分布于全身，一般不受意识的控制。其主要功能包括：①其传入神经纤维感受身体内部脏器传来的冲动，调节机体的内在环境；②交感神经纤维支配内脏、心血管、平滑肌和腺体，调节机体的新陈代谢。当环境发生急剧变化时，交感神经能够促使机体发生一系列的内脏应激活动。③对于同一器官的支配作用，交感神经与副交感神经存在相互拮抗而协调统一的关系。当机体运动性加强时，交感神经的活性加强，而副交感神经的活性则减弱，从而使机体的代谢加强，能量消耗加快，以适应环境的剧烈变化；反之，机体处于安静状态时，副交感神经活性加强，而交感神经活性受到抑制，有利于体力的恢复和能量的储存。

2. 交感神经的走行

颈部交感神经的分布范围广泛，可伴随颈外动脉支配面部的汗腺和血管，颈内动脉周围的分支则可支配大脑、眼底、瞳孔、竖毛肌等。椎动脉周围分支可支配脑干、小脑、大脑颞叶和内耳血管等。另外，还发出分支分布到咽部和心脏。颈部有两个交感神经干，位于颈椎前外方和颈动脉鞘的后方，通常各有 3～4 个神经节，称为颈上、颈中和颈下神经节，还可有颈中间神经节。

（1）颈上神经节：是 3 个神经节中最大的一个，多呈梭形或扁圆形。位于 C_1、C_2 或 C_2、C_3 横突的前方，椎前筋膜和颈内动脉在其前方，头长肌及其筋膜在其后方。颈上神经节发出的节后纤维大部分进入 C_1、C_2、C_3 并发出多个小分支，包括颈内动脉神经、颈内静脉神经、颈外动脉神经、心上神经、咽喉支以及支配上颈段骨骼和韧带的细小分支。一般认为，颈上心神经只含有传出纤维，它的节前传出纤维来自脊髓上胸段。此神经内没有来自心脏的痛觉纤维。

①血管支：包括颈内动脉神经和颈外动脉神经，沿血管走行分布至头部颈器官、血管壁、皮肤等。

②灰交通支：绕头长肌至 C_1 ~ C_4 神经，伴随 C_1 ~ C_4 神经分布。

③心上神经：于颈总动脉与颈长肌之间下行，汇入心深丛和心浅丛。心上神经常与交感干其他心神经或迷走神经心支连接，或合并在一起下行。

④咽支：与迷走、舌咽神经的分支在咽壁组成咽丛。

（2）颈中神经节：常见于 C_6 横突前方，是 3 个神经节中最小的一个，偶尔阙如，形态多呈卵圆形。此神经可能是由 C_5、C_6 神经节合并而成，其节后纤维加入 C_4 ~ C_6 神经根。在甲状腺下动脉侧前方与颈下神经节较接近。神经节之间有多支和双支的节间支，并可形成襻状包绕锁骨下动脉近侧和椎动脉，分别称为锁骨下襻和椎动脉神经节。椎动脉神经节为一个或两个细小的神经节，位于椎动脉的前侧，发出分支与 C_6、C_7 神经、膈神经和迷走神经相交通。椎动脉神经节发出至 C_4 ~ C_6 神经的灰交通支、颈总动脉丛、甲状腺下丛和颈心中神经。

①灰交通支：向外后随 C_5、C_6 神经分布。

②甲状腺支：与甲状腺下动脉伴行，并与上心支、喉上神经外支、喉返神经相交通，分布于甲状腺与甲状旁腺。

③心中神经：是交感神经最大的心支，也可起自颈中、下神经节之间的交感干，汇入心深丛。

（3）颈下神经节：此神经的形态不规则，较颈中神经节大。位于 C_7 横突与第 1 肋骨之间，在锁骨下动脉发出椎动脉处的后方、C_8 神经的前方。可能为 C_7、C_8 神经节合并而成。研究表明，75% ~ 80% 的人颈下神经节与 T_1 神经节合并而成星状神经节，即颈胸神经节。颈下神经节发出至 C_6 ~ C_8 神经的灰交通支、椎动脉丛、锁骨下丛和颈心下神经。椎动脉丛支配同侧的椎动脉颈段及颅内段，并与颈上神经节共同支配基底动脉。颈心下神经从颈下神经节或 T_1 神经节发出，经锁骨下动脉之后加入心丛。

①灰交通支：随 C_7、C_8 神经和 T_1 神经分布。

②血管支：分支缠绕锁骨下动脉及其分支，形成动脉丛。

③心下神经：经锁骨下动脉后方入胸腔，汇入心深丛。

星状神经节形态不规则，因有许多放射状的分支而得名。其节后纤维形成与椎动脉伴行的椎神经，再分出交通支进入 $C_4 \sim C_7$ 神经。星状神经节或锁骨下襻常与膈神经有交通，与迷走神经或喉返神经也常有支相连。临床上，常行星状神经节阻滞，用以治疗多种自主神经失调性疾病。

从上述可见，颈上、中、下神经节均发支参与心丛的构成。心丛位于纵隔内，由交感神经节和迷走神经的心支组成，按其位置可分为浅、深两丛。心深丛左、右半部分分别参与左、右冠状动脉丛，分布于左、右心房。

颈部交感神经分布广泛，并且与头、面、颈及心脏等许多脏器有分支联系。当颈部有外伤或患有颈椎病时，由于刺激交感神经而引起非常复杂的临床症状，出现胸闷、心慌、心律不齐，甚至心绞痛等心血管症状。此时当与心脏疾病相鉴别。

六、颈椎的功能解剖

功能解剖学是研究正常人体器官结构与功能关系的科学。颈部功能解剖主要包括骨关节、韧带、椎间盘及神经。

（一）描述运动方式的术语

除极个别情况外，大部分椎间关节之间的运动幅度都很小。然而，若将整个脊柱区段的运动累加起来，这些小幅度的运动也可能会产生显著的成角运动。整个中轴骨（包括脊柱与颅骨）的骨骼运动学被描述为在三个主平面内的旋转。每个平面或自由度与一个位于椎体间关节附近的旋转轴相关。若以位于更近头部（上侧）的脊柱节段前缘上的某点作为运动参照方向，整个脊柱（包括位于脊柱顶端的头部）通常以"头尾"方式运动。例如，在 $C_4 \sim C_5$ 轴左旋过程中，尽管椎骨棘突向右侧旋转，但 C_4 椎体前部向左侧旋转。

椎间运动的关节运动学术语主要描述骨突关节之间的相对运动（见表 3-4）。大多数关节联合面均较平整或接近平整，靠近、分离和滑动都是关节运动学术语。

表 3-4　中轴骨运动学的相关术语

通用术语	平面运动	绕纵轴的旋转运动	其他术语
屈和伸	矢状面	内外	前后屈曲
向左或向右侧屈	冠状面	前后	左、右侧屈
绕垂直轴向左或向右旋转	水平面	垂直	旋转、扭力

注：脊柱轴性旋转是指向椎体前面的一个点转动的方向。

（二）颅颈部关节的运动范围（见表 3-5）

表 3-5　颅颈部关节在三个运动平面上的运动范围近似值

关节或部位	屈曲和伸展运动（矢状面）	轴向旋转运动（水平面）	侧屈运动（冠状面）
寰枕关节	屈曲 5°，后伸 10°	可忽略不计	约 5°
寰枢关节复合体	屈曲 5°，后伸 10°	35°~40°	可忽略不计
颈内骨突关节（C₂~C₇）	屈曲 35°~40°，后伸 55°~60°	30°~35°	30°~35°
总体运动	屈曲 45°~50°，伸展 75°~80°	65°~75°	35°~40°

注：在水平面与冠状面上仅可向单侧运动。表中数据来源于多种途径，存在个体间差异。

（三）脊柱的韧带支持

韧带对维持脊柱的各部姿势有重要作用。脊柱韧带具有限制运动、帮助维持脊柱正常生理弯曲并通过稳定脊柱来保护脆弱的脊髓与脊神经根的作用。根据在脊柱中的位置不同，各韧带拥有着不同的强度与功能（见表 3-6）。

表 3-6　脊柱主要韧带

韧带名称	附着位点	功能	备注
黄韧带	附着于上一块椎骨椎板的前面与下一块椎骨椎板的后面	限制屈曲运动	富含弹性蛋白；位于脊髓后方
棘上韧带与棘间韧带	附着于（C₇ 至骶骨区段内）所有相邻椎骨的棘突之间	限制屈曲运动	棘上韧带在头颈部延伸为项韧带，它可以为头颈部肌肉附着提供正中线附着点，并且为头部运动提供支持
横突间韧带	位于相邻横突之间	限制对侧躯体的侧向与前向屈曲运动	位于脊柱颈段的横突间韧带的纤维含量极低。在脊柱胸段，该韧带呈圆形，并与周围的肌肉组织交错缠绕在一起。在腰椎节段，该韧带较细长，呈膜状

（续上表）

韧带名称	附着位点	功能	备注
前纵韧带	附着于从枕骨基底部至全长脊柱之间的所有椎体（包括骶骨）的前表面上	限制屈曲运动；限制脊柱颈段和腰段过度前凸；增强椎间盘前侧	位于腰椎内，其抗张强度是后纵韧带的 2 倍
后纵韧带	附着于从枢椎至骶骨之间的所有椎体的后表面上	限制屈曲运动；增强椎间盘后侧	位于椎管内、脊髓正前方
骨突关节关节囊	位于各个骨突关节周围	增强骨突关节	松弛地位于近中立位置，但在椎骨活动至最大限度时变得更加紧张

表 3-7　各关节运动时软组织参与情况

关节运动	参与肌肉	备注
颈屈	前斜角肌、头长肌、颈长肌、头前直肌、胸锁乳突肌、颈阔肌	大部分是颈屈头伸
颈伸	上斜角肌、头颈夹肌、肩胛提肌、头颈半棘肌、头后大小直肌	
旋转	同侧：头长颈长肌、头夹肌 对侧：胸锁乳突肌、上斜方肌、前斜角肌	
侧屈	肩胛提肌、胸锁乳突肌、斜角肌、上斜方肌、头夹颈夹肌、头颈半棘肌	

第四节　颈椎病相关基础知识

一、颈椎病常见检查

（一）体格检查

1. 压痛点检查

（1）棘突间压痛：沿颈椎棘突由上而下按顺序检查有无压痛，这对早期颈椎病的病变位置判断有较大作用，因为压痛点的位置一般与病变的椎节基本一致。但对一些长期受累的颈椎病而言，由于椎间关节周围的韧带硬化、骨化或者是骨赘形成，棘突间的压痛点反而不明显。

（2）**椎旁压痛：**沿棘突的两侧按从上至下、由内及外的顺序进行按压，检查椎旁有无压痛。常见的压痛点基本上沿斜方肌走行，其中以下颈椎横突、肩胛骨内侧和 C_1、C_2 旁较为常见。

（3）**其他部位的压痛：**肩周炎的压痛点多位于肩部附近，如冈上肌。前斜角肌综合征可以在锁骨上窝找到压痛点。若枕神经受累，则压痛点多在乳突和枢椎棘突之间。

2. 颈椎活动范围测量

颈部有前屈、后伸、侧屈、旋转等活动。（见图 3-16）当医师检查时，先嘱患者坐正，头部直立，面部向前，眼睛平视，下颌内收，肩部及躯干不可倾斜或旋转，然后再做各向活动。

（1）**前屈：**嘱患者屈颈，使下颌尽量靠近胸部，注意不能张口，正常范围为 35°~45°。

（2）**后伸：**嘱患者头部后仰，双眼直视上空，使头枕部尽可能靠近胸椎，正常范围为 35°~45°。

（3）**侧屈：**嘱患者头部向侧方弯曲，使耳朵向同侧的肩部方向靠近，注意肩部不可抬起，正常范围可达 45°。

（4）**旋转：**嘱患者头部处于中立位，然后向左或右侧旋转，正常范围可达 60°~80°。

各种疾病引起的颈部疼痛（如颈部肌肉痉挛、骨关节炎、颈椎退行性改变等）均可使颈椎的活动范围受到限制，会出现颈脊神经根、椎动脉等受压的症状。

注意：在急性颈椎受损的情况下，如非必要，严禁对颈椎进行被动检查动作，特别是在颈脊髓损伤状况不明确的情况下，任何的颈椎动作对患者而言都是危险的，若必须进行检查，仅可令患者做一些有限且安全的动作，并由有经验的医师进行。另外，评估检查结果时还需要考虑患者的年龄、性别、体格等而导致活动范围的不同。

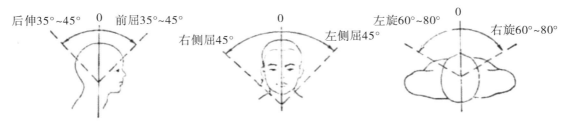

图 3-16　正常颈椎活动范围

3. 特殊检查

（1）**椎间孔挤压试验（Spurling 试验）。**

患者取坐位，头微向患侧弯曲，检查者立于患者后方，用双手手掌（手指交叉位）按住患者头顶一侧向下挤压，使椎间孔更窄，加重对神经根刺激（见图3-17）。如挤压时颈部、上肢出现疼痛加重或放射痛，即为阳性，多为神经根型颈椎病。

（2）压顶试验（Jackson 压头试验）。

患者取坐位，头位于中立位，检查者双手交叉，从患者头顶部垂直向下压，然后嘱患者头后仰，再顺颈椎纵轴向下按压（见图3-18）。如挤压时患侧出现放射性疼痛或原有症状加重，即为阳性。

（3）头部叩击试验（铁砧试验）。

嘱患者取坐位，检查者将一手掌心向下平放在患者的头顶部，另一手握拳隔着手背叩击患者的头顶部（见图3-19）。若引起患者颈部不适、疼痛，或伴有上肢麻木疼痛，即为阳性。

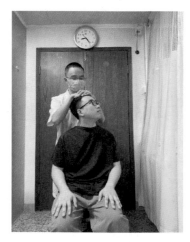

图3-17　椎间孔挤压试验示意图

（4）颈椎上提试验（头颈牵引试验）。

嘱患者取坐位，检查者一手托住患者的下颌，另一手托其后枕部，然后双手逐渐用力向上牵引头部（见图3-20）。如患者原有的上肢麻木、疼痛等症状减轻或消失则为阳性，提示椎间孔挤压神经根，多为神经根型颈椎病。

（5）臂丛神经牵拉试验（Eaten 试验）。

嘱患者取坐位（站位亦可），颈部微微前屈，检查者站立于患侧，一手放于头部患侧并向对侧推拉，另一手握患侧腕部做相对的牵引动作（见图3-21）。若患者出现患肢放射性的疼痛、麻木，即为阳性，多为神经根型颈椎病。

（6）直臂抬高试验。

嘱患者取坐位或站位，手臂自然下垂，检查者站在患者背后，一手放置在患者的患肩以固定肩部，另一手握其患肢腕部向外后上方抬高手臂（见图3-22）。若患肢出现放射性疼痛、麻木，即为阳性，多见于下段病变的神经根型颈椎病。

（7）椎动脉扭曲试验（旋颈试验）。

嘱患者取坐位，检查者一手扶患者头顶，另一手扶其后颈部，使头向后仰并向左（右）侧做旋颈动作（见图3-23）。若出现眩晕、视物模糊、恶心、呕吐则为阳性，为对侧椎动脉供血受阻，提示椎动脉受到挤压，多为椎动脉型颈椎病。此试验应根据患者年龄和病情，对年龄大、头晕较重者不要用力过猛，以免造成晕厥。

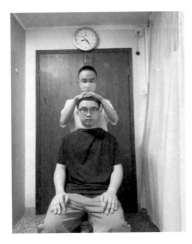

图 3-18　压顶试验示意图

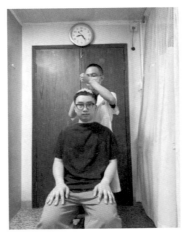

图 3-19　头部叩击试验示意图

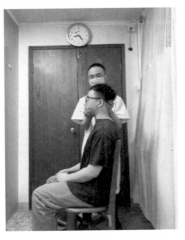

图 3-20　颈椎上提试验示意图

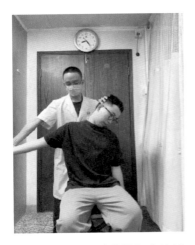

图 3-21　臂丛神经牵拉试验示意图

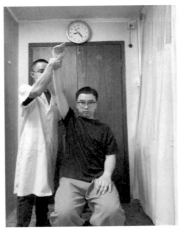

图 3-22　直臂抬高试验示意图

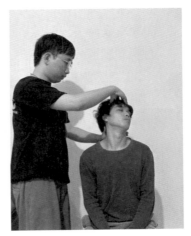

图 3-23　椎动脉扭曲试验示意图

（二）影像学检查

1. X 线片

摄取颈椎平片对颈椎病的诊断具有重要意义，可以明确颈椎病部位、范围、程度，并且有利于观察病情进展情况及治疗效果，是评价颈椎功能的主要手段之一，也是临床上最常用、最基本的检查手段。常规 X 线片能显示颈椎序列和生理曲度异常、椎间隙变窄、骨质增生、后纵韧带骨化等，但不能直接显示脊髓和神经根受压情况。颈椎病患者可常规拍摄正侧位、双斜位、张口位和动力性侧位片。

颈椎 X 线阅片内容：

（1）正位片。

①观察椎间隙有无狭窄及其狭窄的程度。

②观察左右钩椎关节是否对称，双侧钩突有无增生及其他异常。

③观察棘突是否居中，排列有无异常或侧弯。

④观察骨质情况：椎体有无骨折及移位情况、第七横突是否过长、有无颈肋形成。

⑤观察各椎体有无先天融合、半椎体等畸形。

⑥观察韧带有无钙化及钙化情况。

（2）张口位片。

①观察寰枢椎边缘骨质有无增生及偏斜。

②观察齿状突有无骨折、变位或阙如。

③观察有无寰椎椎弓骨折和枢椎椎弓骨折。

④观察寰齿关节间隙：寰椎前弓与齿状突前缘间距如何，判断有无脱位情况。

⑤观察寰枢关节之咬合、对位。

（3）自然侧位片。

①观察有无颈椎生理曲度的改变，如变直或反弓。

②观察有无椎间隙改变。

③观察有无骨质改变：骨赘、先天畸形。

④观察椎前软组织厚度、形态（发生颈椎肿瘤、感染时）。

⑤观察椎体有无特发性、弥漫性骨质肥大改变等。

⑥观察前后纵韧带、项韧带有无钙化及钙化特点。

⑦测量椎体与椎管的矢状径，以判定有无椎管狭窄。

（4）动力性侧位片（过伸、过屈位片）。

①观察颈椎活动情况与活动度。

②观察颈椎稳定性，判定有无椎体不稳，如"梯形变"或"假性半脱位"。

③观察颈椎的运动幅度、椎间隙及生理曲度改变情况。

（5）双侧斜位片。

①观察椎间孔有无变形、变小。

②观察钩椎关节有无异常。

③观察椎间小关节间隙的改变。

④观察椎间小关节突有无增生、硬化。

2. CT

CT 是检查脊柱疾病与脊髓疾病的重要手段，可发现普通 X 线片所不能发现的征象。CT 有良好的密度分辨率，可以观察椎骨及椎管内外的软组织结构；CT 颈椎横断面能清楚显示骨质增生、椎间盘突出和后纵韧带骨化与脊髓和神经根之间的关系，亦可显示椎管和椎间孔狭窄。CT 检查为颈椎病的分型、解释临床症状和制订治疗方案提供了可靠的依据。

颈椎 CT 阅片内容：

①观察钩突及钩椎关节是否对称，有无钩椎骨质增生及钩椎关节变窄现象。

②观察椎体骨质结构是否正常，有无骨质增生及增生的部位和程度；观察有无椎骨骨病，如结核、良恶性肿瘤以及椎旁肿瘤侵及椎骨者。

③观察前、后纵韧带和黄韧带有无钙化及钙化范围。

④观察椎间盘有无突出及突出程度。

⑤观察椎旁软组织是否异常。

⑥观察椎间孔是否对称、变小。

⑦观察有无椎管狭窄、硬膜囊及神经根受压现象。

⑧观察椎管内有无占位性病变。

3. MRI

MRI 为无创检查，容易被病人接受。MRI 软组织分辨率高，能三维成像，能直观地显示不同病变的异常信号等，亦可鉴别与颈椎病类似症状的相关疾病，如动静脉畸形、髓外肿瘤等。

颈椎 MRI 阅片内容：

①识别图像所使用的扫描序列。

②观察颈椎的生理曲度是否正常。

③观察各椎体形态和信号有无病变和异常。

④观察椎管有无狭窄。

⑤观察颈椎椎间盘形态和信号有无异常，有无膨出、突出、脱出或退行性改变。

⑥观察颈段脊髓形态和信号有无异常，有无受压变窄。

⑦观察局部有无炎症或肿瘤。

4. 其他影像学检查

其他影像学检查还有椎动脉数字减影血管造影（DSA）、椎动脉血管造影三维成像（CTA）、MR 血管成像（2D 或 3D-TOF MRA）、椎动脉彩色多普勒超声血流显像

（CDFI）、经颅多普勒超声检查（TCD）等。它们可以从不同角度直接或间接反映椎动脉是否存在痉挛、狭窄和折曲等受累情况。

二、常见颈椎病的分型诊断

（一）颈型颈椎病

1. 诊断要点

（1）临床表现。

①年龄：多发生于青壮年，以长期伏案学习或工作的青壮年为主。

②临床表现：颈项、肩背部肌肉，枕、颞、耳廓等下头部异常感觉，劳累或受寒后症状加重，休息后症状可减轻；伴颈部活动受限、头痛和上肢无力。经常出现"落枕"样现象。

（2）体征。

①肌痉挛：患侧颈部肌肉呈紧张痉挛状态，可触及条索状结节。

②压痛点：椎旁肌、斜方肌、胸锁乳突肌有明显压痛，棘突间、旁有相应的压痛点。

③活动受限：颈部的主、被动活动均受限。

④体格检查：颈部各项试验检查，如压顶试验、臂丛神经牵拉试验等均无阳性表现。

（3）影像学检查。

① X 线片：颈型颈椎病的 X 线片结果无特异性，未看到有椎间隙狭窄等明显的退行性改变，但可以看到颈椎生理曲度变直、颈椎反弓、椎间关节失稳以及轻度的骨质增生等变化。

② MR：椎节不稳或梯形变。

③ CT：可见椎间盘膨出或突出。

④肌骨超声检查：颈部肌肉形态和生理状态改变，压痛点下肌层存在高回声。

2. 鉴别诊断

（1）落枕。

常由睡眠时姿势不正确或枕头高度不适合，使颈部肌肉长期处于紧张状态导致。以晨起颈项强痛、活动功能受限为主要特征。但落枕往往不能在棘突间或者棘突的两侧找到压痛点，而在颈部疼痛的一侧可触及痛性肌束，对于落枕来说，使用一些牵引等治疗手法反而会使症状加剧。

（2）肩关节周围炎。

简称"肩周炎"，多发于 50 岁左右人群，又称为"五十肩"，女性发病率高于男性，以肩痛、肩部活动受限为主要表现，疼痛呈"日轻夜重"的特点，颈背痛只是牵涉痛。压

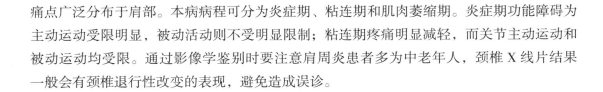

痛点广泛分布于肩部。本病病程可分为炎症期、粘连期和肌肉萎缩期。炎症期功能障碍为主动运动受限明显，被动活动则不受明显限制；粘连期疼痛明显减轻，而关节主动运动和被动运动均受限。通过影像学鉴别时要注意肩周炎患者多为中老年人，颈椎 X 线片结果一般会有颈椎退行性改变的表现，避免造成误诊。

3. 拓展

在郭艳幸等人的研究中，颈型颈椎病按颈椎的节段分为上颈型颈椎病与下颈型颈椎病。

上颈型颈椎病以寰枕、寰枢椎受累为主。其在临床上往往表现为一侧的颈枕部酸痛不适，颈部肌肉紧张僵硬，枕后及耳上伴或不伴有放射痛，体格检查时可以在寰枕、寰枢椎间隙及小关节部找到明显的压痛点。下颈型颈椎病以中下颈段受累为主，其主要症状是颈肩部疼痛不适，肩胛间区也可出现沉重酸困不适，偶有上肢一过性麻木，常能在受累椎间小关节及肩胛内上角找到明显压痛点。

（二）神经根型颈椎病

1. 诊断要点

（1）症状。

多数无明显外伤史。颈部疼痛和发僵常为最早出现的症状，多数患者随着病情的进展，会逐渐感到颈部单侧局限性疼痛，且颈根部呈电击样向上肢放射疼痛，根据受压神经根不同，表现为相应皮节的放射痛和麻木感，或以疼痛为主，或以麻木为主。具体症状如下：颈部酸痛、灼痛或电击样痛，颈部后伸、咳嗽甚至腹压增加时加重；上肢沉重，酸软无力，持物易坠落；血管运动神经的症状（如手部肿胀感），晚期可有肌萎缩及肌束颤动。此外，部分患者未感颈部疼痛，却有头晕、耳鸣、耳痛、握力减弱及肌肉萎缩等情况。

（2）体征。

①受累神经根所支配区域感觉改变、肌力减弱、肌肉压痛和腱反射减弱或消失，痛点封闭无明显效果。

②颈部僵直、活动受限：患侧颈部肌肉紧张，棘突、棘突旁、患侧背部的肌肉可发现压痛点，部分患者还可以摸到条索状的硬结；椎间孔部可有压痛并可使上肢疼痛加重。病变在 $C_5 \sim C_6$ 椎间时，刺激 C_6 神经根可引起患侧拇指或拇、食指感觉减退；病变在 $C_6 \sim C_7$ 椎间时，刺激 C_7 神经根可引起食、中指感觉减退等。

③特殊试验：臂丛神经牵拉试验；椎间孔挤压试验；颈椎上提试验；头部叩击试验。

（3）影像学检查。

① X 线片：病变节段椎间隙变窄，椎体上、下缘及钩椎关节部骨质增生或形成骨赘；

颈椎序列改变可以在侧位片上看到；过伸、过屈侧位片可见椎体不稳的影像；双侧斜位片可见颈椎椎间孔骨质增生或变窄。

②CT：可显示病变节段椎体后缘、钩椎关节骨质增生或骨赘形成以及是否存在后纵韧带骨化情况。

③MRI：病变节段椎间盘退变突出，后纵韧带、黄韧带增厚，椎体后缘、钩椎关节骨质增生或骨赘形成，一侧或双侧神经根及部分硬膜囊受压，可伴有脊髓局部高信号改变。

2. 鉴别诊断

神经根型颈椎病应与尺神经炎、胸廓出口综合征、腕管综合征等疾病相鉴别。

（1）尺神经炎。

表现为无名指、小指一个半手指的感觉减退或消失和手内肌无力或肌萎缩，可有肘部外伤病史；尺神经行走处可找到明显的压痛点，尺管 Tinel 征阳性，有时可触摸到索状变性的尺神经，且无前臂麻木。

（2）胸廓出口综合征。

由于颈丛神经根受到颈肋、束带、前斜角肌的压迫或锁骨下血管压迫 C_8、T_1 神经根所致，疼痛可发生在颈肩部，可累及上肢，部分患者前臂和手内侧感觉异常和麻木，体格检查无明显异常，下颈椎处的血管杂音和 X 线片显示颈肋有助于诊断本病。

（3）腕管综合征。

腕管内的内容物增加或容积减小，导致压力增高，使正中神经在管内受到卡压引起；临床上以桡侧 3~4 个手指感觉异常、麻木或疼痛，拇指不灵活、对掌功能障碍为主要表现；腕管 Tinel 征阳性，Phalen 征阳性。

（三）脊髓型颈椎病

1. 诊断要点

（1）临床表现。

本病通常起病缓慢，多见于 40~60 岁的中老年人。表现为损害平面以下的感觉减退及上运动神经元损害症状，以颈部不适、精细动作困难、胸腹部裹束感、踏棉感、肢体乏力、麻木等脊髓、神经功能损害的症状和体征为主，严重者会出现二便异常，甚至四肢瘫痪。

（2）症状。

无症状颈椎退变性脊髓压迫可作为一种亚临床现象。轻度脊髓型颈椎病起病往往缓慢而隐匿，轻者通常仅仅表现为间断、轻微的上肢麻木，无明显功能障碍，并不会妨碍正常的日常活动。中、重度则会影响到日常生活，可表现为手笨拙无力，如写字、用筷子、系鞋带等手部精细动作障碍；双下肢无力，行走缓慢、平衡障碍或踩棉花感；躯干、四肢可有麻木、烧灼、冰凉、蚁行等感觉异常，或胸腹部束带感。病情最严重者，会出现肢体瘫痪，几乎无法行走或需要拐杖，可伴有膀胱和直肠功能障碍或性功能减退。这种疾病往往会逐渐恶化，结果是脊髓受到不可逆转的损伤。有些患者可能会长期保持良性稳定状态，甚至自行逐渐好转。

（3）体征。

①运动功能障碍。颈部活动受限不明显，早期可能只是颈部疼痛；上肢活动欠灵活，以腕和手部功能障碍明显，初起肌力下降，随病情加重可出现鱼际肌、骨间肌萎缩。手部内在肌肉萎缩和痉挛导致"脊髓病手"，表现为双手手指伸直且并拢时小指无法并拢，即小指逃避征；下肢症状的出现往往提示该疾病，轻者仅行走速度受限，快走时易跌倒、步态蹒跚，较为典型者有走路"踩棉花"症状，较重者可出现行走时双下肢左右分开呈宽底状、步幅小，即宽基步态。

②病理反射。Hoffmann 征和 Babinski 征是脊髓型颈椎病较常出现的病理反射，动态 Hoffmann 征阳性可视为本病早期的特征性表现，少数患者膝反射和跟腱反射活跃亢进，出现髌阵挛、踝阵挛阳性。部分患者深反射活跃或亢进，伴严重的颈神经根压迫者深反射可能减弱或消失。

（4）影像学检查。

① X 线片：显示颈椎不同程度的退变，如颈椎生理曲度改变、病变椎间隙狭窄、椎体后缘唇样骨赘、颈椎退变性不稳、椎间孔变小等。

② CT：可见颈椎间盘变性突出、椎体后缘骨赘形成、椎管前后径缩小、脊髓受压等改变。

③ MRI：可显示椎间盘退变或突出、骨质增生、受压节段脊髓有信号改变（脊髓受压呈波浪样压迹）。动态 MRI 有助于评估颈脊髓在过伸和过屈位的动态受压情况。

2. 鉴别诊断

脊髓型颈椎病应当与脑血管疾病、运动神经元疾病、周围神经卡压综合征、脊髓空洞症、颈椎脊髓肿瘤等疾病相鉴别，其中肌电图、头颅 MRI 检查可作为鉴别的重要依据之一。

（1）脑血管疾病。

二者发病年龄相似，均可表现为一侧肢体麻木无力，上运动神经元损伤引起随意运动麻痹伴肌张力增高（呈痉挛性瘫痪）、深反射亢进、浅反射减弱或消失以及病理反射（如 Babinski 征）阳性等。但脊髓型颈椎病多呈慢性进行性改变，可由单一肢体发病，也可以四肢同时发病，常表现为手足无力、行走不稳、踏棉感，重者出现行走困难、大小便失禁或瘫痪。脑梗者多有基础疾病，病变特点呈急性起病、阶梯样进展，神经系统体征及症状可恢复。头颅 MRI、CT 有助于鉴别诊断。

（2）运动神经元疾病。

运动神经元疾病为一类以累及大脑皮质、脑干、椎体束、脊髓前角运动神经元为主的慢性进行性变性疾病。包括肌萎缩侧索硬化症、原发性侧索硬化症、进行性肌萎缩等。以运动神经元损害为主要表现，感觉和括约肌不受影响，受累肌肉肌束震颤或肌电图示受累肢体有纤颤电位。肌电图、MRI 可作为鉴别依据之一。

（3）周围神经卡压综合征。

通常表现为四肢远端为重的弛缓性的肢体运动、感觉及自主神经功能障碍，如肩胛上神经卡压综合征、肘管综合征、腕管综合征等。周围神经炎的临床表现为上肢或下肢双侧对称性似手套–袜子型感觉减退，并伴发手足血管舒缩、出汗和营养性改变。周围神经卡压综合征的患者表现为单个周围神经的分布，而神经根病涉及多根神经。肌电图对鉴别具有一定的提示意义。

（4）脊髓空洞症。

多见于青壮年，常有感觉分离现象，早期表现为单侧上肢与上胸节的节段性痛觉及温度感觉障碍，当病变波及前连合时，则可出现双侧上肢及部分颈、胸部的痛温觉丧失，而触觉及深感觉相对正常。运动障碍出现较晚。因关节神经营养障碍，无疼痛感觉，出现关节骨质破坏，称为 Charcot 关节病（神经性、创伤性关节病）。MRI 示脊髓内有与脑脊液相同之异常信号区。

（5）颈椎脊髓肿瘤。

二者均有四肢瘫痪、肌肉萎缩、感觉障碍，Babinski 征阳性。但颈椎脊髓肿瘤主要表现为同时出现感觉障碍和运动障碍，呈进行性加重，且其晚期会出现恶病质，脊髓型颈椎病则无。MRI 是鉴别二者的最重要依据。

（四）其他型颈椎病

包括传统颈椎病分型中的椎动脉型颈椎病和交感型颈椎病等。

1. 椎动脉型颈椎病

（1）诊断要点。

①临床表现及症状。

年龄：多发生于中老年人，男性多于女性。

临床症状：

一般症状　颈肩部疼痛伴颈部活动受限。

眩晕、恶心呕吐　由于颈椎退行性改变导致小关节不稳、骨质增生等，使在横突孔内的椎动脉扭曲、受压，还会使附着于椎动脉表面的交感神经受到刺激，促使椎动脉痉挛，导致脑部供血不足，产生眩晕、恶心呕吐等症状。

头痛　椎-基底动脉供血不足，使患侧侧支循环血管扩张导致。常因头颈部突然旋转而出现。头痛以颞侧为主，多呈跳痛和胀痛。

视力障碍　包括视力模糊、短暂性失明、复视、幻视。这些症状与颈椎病造成的植物神经功能紊乱和椎-基底动脉供血不足有关。

耳鸣和听力障碍　内耳的血供主要来自椎-基底动脉，椎-基底动脉进入颅内后发出内听动脉迷路分支，进内听道后再分为 3 支，分别供应管听觉的耳蜗和管平衡的前庭器官。颈椎病变一旦阻碍了椎-基底动脉的血供，必然会影响内耳的生理功能。

猝倒　头部过伸或旋转时，可出现位置性眩晕，严重者可发生猝倒，但患者意识清醒，跌倒后可自行站起。

②体征。

肌痉挛：患侧颈部肌肉呈紧张痉挛状态，可触及条索状结节。

压痛点：病变节段关节突关节压痛。

活动受限：颈部活动受限。

体格检查：头部叩击试验和旋颈试验阳性。

其他：眩晕发作时可出现猝倒，但意识清醒。

③影像学检查。

X 线片：节段性不稳定、钩椎关节侧方或关节突关节骨质增生。

椎动脉 CT 血管造影三维重建：可见椎动脉扭曲、狭窄，串珠样痉挛，入横突孔异常等。

MRA：第二段椎动脉有局限性狭窄或扭曲征；第一段椎动脉和第三段椎动脉受压引起椎-基底动脉供血不足。

DSA：可以通过多种体位清晰精确地显示椎动脉的形态与走行、管腔的狭窄闭塞与腔壁的光滑程度以及侧支循环建立情况。但由于 DSA 为有创检查、其造影剂副反应及用量限制且存在一定的并发症，因此对于有高龄等高风险因素的人群，一般不推荐使用。

TCD（经颅多普勒）：显示椎-基底动脉血流速度减慢或增快。

（2）鉴别诊断。

①梅尼埃病：主要好发于中青年女性。本病发病机制尚不明确，主要是内淋巴产生和吸收失衡引起相应的症状。主要表现为突然发作的旋转性眩晕伴恶心呕吐、耳鸣、头痛、眼球震颤等，眩晕发作时患者常感受到周围物体旋转，闭目时症状可减轻。可通过颈部体格检查和影像学检查加以鉴别。

②良性阵发性位置性眩晕：即 BPPV，是一种常见的周围性前庭疾病，其最典型的临床特点是眩晕伴发于体位变化。其特征是：当头部迅速运动到某一个或多个特定位置时可诱发短暂的眩晕，常常为几秒或十几秒；BPPV 患者变位性眼震试验有特殊的眼震特点，并有潜伏期和疲劳性，其中眼震与眩晕的潜伏期基本相同；BPPV 患者一般无听力障碍、耳鸣等症状；BPPV 不伴有头颈肩痛以及视觉障碍、上肢麻木、心悸等神经症状；检查试验：Dix-Hallpike 试验、Side-lying 试验及滚转试验阳性。

2. 交感型颈椎病

（1）诊断要点。

①临床症状。交感型颈椎病症状多样，可散布于各型颈椎病之中，诊断缺乏客观指标。主要表现可分为交感神经兴奋型及交感神经抑制型两大类型，但多以交感神经兴奋型为主，交感神经抑制型为少数。

后枕部疼痛，头痛或偏头痛、头晕，睡眠欠佳，记忆力下降、注意力不集中，视物模糊，听力下降。

血压忽高忽低，心率增快或减慢，有心前区闷痛、心悸不适等症状。

恶心欲吐，腹胀、腹泻，消化不良，咽部不适、有异物感，味觉改变。

肢体发凉或有热感、麻木、水肿，肤温降低或增高，多汗或无汗，疼痛或痛觉过敏交替出现，颜面麻木、烦躁不安等。

②体征。

颈部活动：多正常。

压痛点：颈椎棘突间或椎旁小关节周围的软组织压痛。

体格检查：屈颈试验及臂丛神经牵拉试验可为阳性。

其他：部分患者出现霍纳征。霍纳征的临床表现为一侧眼睑下垂、一侧瞳孔缩小、眼球轻度内陷、病灶侧无汗或者少汗等症状。

③影像学检查。

X 线片：颈椎生理弧度有不同程度的改变，椎体和钩椎关节骨质增生；也可表现为无任何异常。

CT 或 MRI：寰枢关节半脱位、茎突过长（≥ 30 mm）、颈椎或上胸椎椎间盘突出、颈椎或胸椎椎管狭窄、后纵韧带骨化、黄韧带肥厚、关节突或钩椎关节增生。

TCD 或椎动脉彩超：一侧或两侧椎动脉狭窄，痉挛，血流速度变快、变慢或不等。

其他辅助检查：心电图检查无异常或有轻度异常。颈部星状神经节阻滞、颈椎高位硬膜外腔神经阻滞等可作为辅助诊断和治疗方法。实验室检查：交感缩血管反射、交感皮肤反应、肌肉交感神经电活动等，以皮肤血流变动为指标观察交感神经功能。

（2）鉴别诊断。

①椎动脉型颈椎病：可有与交感型颈椎病类似的症状，如头晕、头痛、视物模糊等，可通过其他症状表现或影像学检查加以区别，但二者有时可同时存在。因此值得注意的是，这种分类在临床实践中仍存在较大争议，应当慎重诊断和治疗。

②神经官能综合征：亦称为植物神经功能紊乱。主要有以下表现：精神活力下降，易疲劳、记忆力减退、注意力不集中、睡眠障碍等；情绪不稳定，容易激动、烦躁，也可见情绪低落、缺乏愉悦感等；生理功能紊乱，表现为身体各方面的不适，如游走性疼痛、四肢疼痛或者腰背痛，头疼、头昏、头胀，消化不良、腹胀、心慌等。患者症状各不相同，但体格检查未见神经根或脊髓损伤征象，神经内科药物有一定疗效，精神压力症状可明显缓解。

（五）混合型颈椎病

颈椎间盘及椎间关节退变及其继发改变，压迫或刺激相邻的脊髓、神经根、椎动脉、交感神经等结构，引起的一系列相应临床表现。若影响上述两种或两种以上相关结构，则为混合型颈椎病。

中 编

骨筋脉三联疗法临床医案精粹

第四章

颈椎异常生理曲度医案

① 小伙一侧颈肩疼痛半年，治疗三次后恢复如常

主诉

左侧颈肩部疼痛半年。

诊断

西医诊断：颈肩综合征（左）

中医诊断：项痹（风寒湿证）

病史及诊疗经过

2017 年，一位 29 岁的小伙子前来就诊，自诉近半年经常感到左侧颈肩部疼痛，余无不适。查体可见：颈椎生理曲度稍变直，双侧颈肩肌肉稍紧张，轻压痛。舌淡红，苔薄白，脉弦紧。X 线片提示：颈椎出现明显的侧弯，椎体之间的连续性差，生理弯曲稍直。小伙子不淡定了："我明明只有左侧颈肩酸痛而已，颈椎怎么就弯成这样了呢？"

针对小伙子的情况，采用骨筋脉三联疗法（以下简称"三联疗法"）治疗，并叮嘱他坚持做颈椎操，同时纠正自己的不良生活习惯，尽量避免或纠正长时间偏头的习惯动作。治疗三次后，小伙子就没再出现。

一年后，小伙子又出现在诊室，原来当时治疗之后他的症状已经减轻并慢慢消失了，所以后面就没再过来。这两天出去旅游的时候不小心扭到了脖子，所以又跑来了。这次给他复查颈椎片，结果着实让人惊讶：小伙子侧弯的颈椎已经恢复正常曲度了！

治疗效果

◆ 症状与体征

颈肩部疼痛减轻，颈椎生理曲度恢复正常。

◆ 治疗前后影像学对比

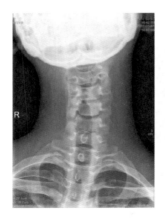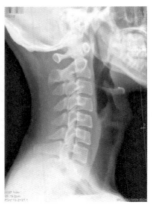

治疗前：颈椎稍向左侧弯突，生理曲度变直；C_4轻度前移，符合椎体不稳 X 线征

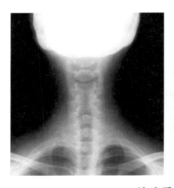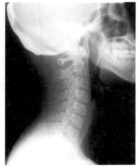

治疗后

三联疗法治疗方案

①锤正定位：整体调整弧度，定点锤正复位。

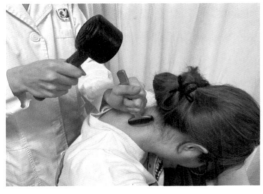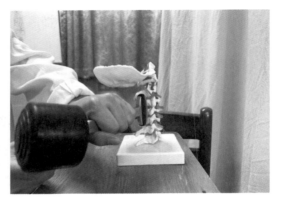

真人示意图　　　　　　　　　　模型示意图

②针刺选穴：风池（双）、肩井（双）、颈夹脊（双）、曲垣（双）、外关（双）。

③按摩手法：进行两侧斜方肌群、肩胛提肌、斜角肌按摩，或进行自我手法/复位钤松解。适当地拔火罐：沿着上斜方肌肌束进行游走罐。缓解肌肉痉挛，改善局部血循环。

问答

问：小伙子只有一侧颈肩酸痛，颈椎怎么就弯成这样了呢？

答：这和我们日常生活中的不良姿势息息相关，如一些上班族趴在办公桌上午睡时，头习惯歪向一边；又或是窝在软沙发上玩手机等，这些姿势会导致颈椎两边的肌肉力量不均衡，久而久之，身体会为了适应这种不平衡，开始出现骨结构上的改变。每个人的情况不太相同，有些人可能只有微小的关节错位就已经出现明显不舒服，而有些人症状不明显，但脊柱结构已经发生了显著的改变。

问：那要怎么治疗呢？

答：首先要做的是整体调整颈椎弧度，其次是通过针刺、肌肉拉伸等缓解肌肉紧张、平衡两侧肌肉力量，最后抓住病因源头，也就是改善日常不良姿势。

问：临床中医生拍颈椎正侧位片的多，查体时发现有一点颈椎偏弯，治疗时一般不直接针对颈椎偏弯来治疗，但颈肩酸痛也能得到改善，这是为什么呢？

答：这是因为颈椎是一个整体，虽然在治疗时看似没有直接作用于颈椎偏弯，但当颈椎两边的肌肉力量平衡，颈椎偏弯其实已经在恢复了。但有时候也会遇到从颈椎正侧位片看结构已经恢复了，临床症状却没有明显改善的情况，这个时候可以看看颈椎是否存在偏弯，并做针对性治疗，往往可以收获良效。

问：除了纠正不良姿势，对于颈椎偏弯日常还可以做些什么来养护呢？

答：根据颈椎偏弯的原理，平时我们可以做一些使两边肌肉平衡的锻炼，如"好医生颈椎保健操"等。

② 从未如此轻松的脖子

主诉

肩颈疼痛、活动受限 3 月，伴头晕头痛 3 月。

诊断

西医诊断：颈椎病（颈椎反弓）

中医诊断：项痹（肝郁脾虚证）

病史及诊疗经过

谭女士，26 岁，自诉肩颈疼痛、活动不利，并且伴有头晕头痛已经三个月，严重影响到她的正常工作和生活，故前来门诊就诊。查体可见：颈椎曲度变直，双侧颈肩肌肉僵硬、压痛，双侧旋颈试验（+/−），双侧臂丛神经牵拉试验（−）。舌尖稍红，边有齿痕，苔薄白，脉弦滑。颈椎侧位片提示：①颈椎反弓；② C_3/C_4、C_4/C_5 椎间隙稍变窄，椎旁软组织未见肿胀；③ C_2 轻微向前滑脱。

经过一个疗程的三联疗法治疗后，谭女士感觉头晕、头痛、肩颈疼痛症状明显减轻。后来因为工作忙，断断续续地做完两个疗程的治疗后，头晕、头痛症状基本消失。谭女士感觉脖子从未如此轻松过。复查颈椎侧位片发现，谭女士的颈椎重现一条漂亮的曲线。

治疗效果

◆ 症状与体征

头晕、头痛、肩颈疼痛症状消失，颈部肌肉紧张缓解，活动度增加。

◆ 治疗前后影像学对比

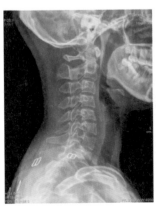 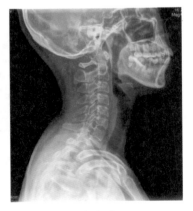

治疗前　　　　　　　　　　　　治疗后

三联疗法治疗方案

针刺选穴：百会、颈夹脊（双）、颈百劳（双）、天柱（双）、肩井（双）、大杼（双）、支正（双）、列缺（双）、悬钟（双）、胃俞（双）、肝俞（双）。

问答

问：为什么会出现颈椎反弓？

答：正常颈椎呈现"C"形向前的生理弧线，颈椎反弓的出现是由长期低头玩手机、伏案工作、卧床看书看电视、睡高枕等不良习惯所致，这些姿势都与颈椎正常生理曲线相悖，使颈椎长时间处于屈曲状态，日积月累后出现颈椎前凸消失，进而出现颈椎变直或反弓。

问：谭女士的头晕头痛是颈椎反弓引起的吗？

答：引起头晕头痛的病因有很多，在临床中首先需要排除颅脑病变等原因。谭女士的头晕头痛和肩颈疼痛有较大的相关性，考虑是颈椎反弓使椎动脉受牵拉卡压，造成脑供血不足而引起的。在治疗上，采用三联疗法，使颈椎生理曲度恢复、椎动脉压迫解除、肌肉紧张缓解，达到气血调和的效果。

问：之前有看到把啤酒瓶枕在脖子下用来治疗颈椎反弓的报道，这样做是对的吗？

答：从原理上来说，是有道理的，将啤酒瓶或者竹筒等圆柱形物品枕在脖子下面，可以维持一个比较好的颈椎曲度，但这样容易导致过度矫正，反而加重病情。根据实践和临床观察，现在更推荐使用材料为记忆海绵的枕头，它具有合适的软硬度和支撑力，能够更好地循序渐进地纠正颈椎生理曲度。同时，可以根据头颈位置的变换来调整枕头的高度以贴合颈椎，这样较不容易出现因为颈椎部分悬空而引起颈椎受力变形的问题。

③ 两个多月的治疗，摆脱了十几年的病痛

主诉

反复头晕、失眠十余年。

诊断

西医诊断：颈椎病（颈椎曲度变直、寰枢关节错位）
中医诊断：项痹（气滞血瘀证）

病史及诊疗经过

蔡女士，27岁，自诉2008年开始出现一过性右侧后脑勺部胀痛麻木感，服用补益气血汤药后无效反而加重。长期以来出现失眠、头晕、注意力不集中、记忆力衰退、焦虑、

月经紊乱等症状。2012年于外院拍颈椎片发现颈椎反弓及错位，连续在外院行推拿手法复位等治疗，症状有所缓解但易复发，同时需服用抗焦虑药物来缓解失眠、焦虑等症状。2018年8月第一次来我科就诊，当时查体可触及颈部肌肉紧张，局部有压痛。舌暗，苔薄白，脉弦涩。颈椎DR片提示：颈椎生理曲度变直，寰枢关节错位。予针刺四神聪、头维、风池、安眠、颈百劳、肩井、曲池、外关、合谷等穴并配合定点锤正治疗。

　　经过两个多月的治疗，蔡女士说现在每天精神抖擞，工作、学习效率提高，月经逐渐恢复正常，而且终于摆脱了十几年的头晕、失眠和焦虑。复查颈椎DR片提示：生理弯曲较前恢复，寰枢关节无错位。

治疗效果

◆ 症状与体征

头晕未再发作，失眠明显好转，颈椎生理曲度稍改善。

◆ 治疗前后影像学对比

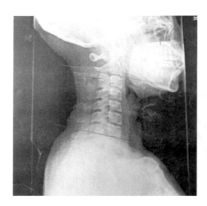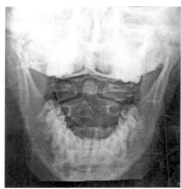

治疗前

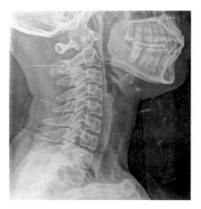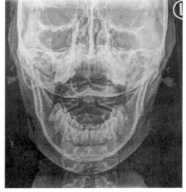

治疗后

三联疗法治疗方案

针刺选穴：四神聪、头维（右）、风池（双）、安眠（双）、颈百劳（双）、肩井（双）、曲池（双）、外关（双）、合谷（双）。

问答

问：为什么蔡女士会出现右侧后脑勺胀痛麻木感？

答：根据蔡女士疼痛部位和性质，考虑可能是枕大神经、第3枕神经、枕动脉受压所致。这是由于在各种原因下出现颈椎曲度变直或反弓，椎间隙变窄，进而神经受压出现麻感，加之肩颈肌肉或筋膜的紧张，使颈外动脉受压，进而影响枕动脉，从而出现后枕部胀痛。

问：蔡女士之前做了推拿手法复位等治疗后症状有所缓解，但之后还是会反复，是为什么呢？

答：关于脊椎病，我们强调医养结合，蔡女士经过治疗后出现病情反复的原因大致有两种：一种可能是治疗之后没有注意日常姿势的纠正、颈部的锻炼，那么就像处理下水道，只把看得见的污水清理了，却没有注意到污水的来源，污水永远都清理不完；另一种可能是治疗时没有很好地纠正颈椎生理曲度，从而导致症状反复。

问：用三联疗法治疗后容易复发吗？

答：我们在临床实践中观察到接受三联疗法治疗的患者的复发率是比较低的。三联疗法是在锤正治疗基础上加上针刺，椎体错位得以纠正，后颈部的肌肉得到放松，并且我们强调颈椎自我养护，经过几个疗程的巩固后，症状可以得到完全的缓解，从而不易复发。

问：蔡女士回家之后应该如何进行自我颈椎养护呢？

答：首先是改善日常姿势，如平时玩手机时要保持脊椎挺直，同时下巴微扬，工作需要长期使用电脑的话，建议抬高电脑显示器，降低座椅，尽量平视或者轻微仰视屏幕，不要卧床看书报、看电视；其次，选择适合自己的枕头；最后，在工作间隙多做"好医生颈椎保健操"等。

④ 七节反骨

主诉

反复头晕 5 月。

诊断

西医诊断：颈椎病（颈椎反弓）

中医诊断：眩晕（气滞血瘀证）

病史及诊疗经过

张女士，37 岁，2019 年 4 月 23 日初次来诊。自诉头晕五个月，追问病史发现张女士经常感到颈背部僵硬、酸痛。查体可见：颈背部肌肉紧绷，有压痛，无外伤史。舌暗红，苔薄白，脉弦细。X 线片提示：颈椎生理曲度反弓。

采用症状、查体、影像检查三步定位法，对患椎进行定位，经过定点锤正，可逐步矫正颈椎骨关节错位，改变椎体相对位置，解除张女士的痛苦。同时指导张女士进行颈椎操等锻炼，配合定点锤正疗法，加速康复进程。

经过一个疗程治疗后，张女士头晕症状消失，颈背部肌肉紧绷疼痛感消失。张女士复查 X 线片提示：颈椎生理曲度较前恢复。

治疗效果

◆ 症状与体征

头晕、颈背部疼痛消失，颈背部肌肉紧张缓解，颈椎反弓较前改善。

◆ 治疗前后影像学对比

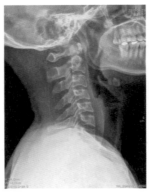 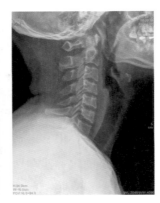

治疗前　　　　　　　　　治疗后

三联疗法治疗方案

针刺选穴：四神聪、颈夹脊（双）、颈百劳（双）、肩井（双）、大杼（双）、至阳、肝俞（双）、膈俞（双）、合谷（双）、悬钟（双）。

问答

问：颈椎反弓常见症状有哪些？

答：颈椎发生反弓后，破坏了颈椎正常的力学平衡，从而导致颈部肌肉和骨性结构病变，长期的姿势不当使颈后肌群被牵拉而致松弛无力，但仍要完成日常功能，可导致颈肩肌肉劳损，出现颈肩酸痛；当压迫到椎动脉时，造成大脑供血不足，则引起头晕、头痛；当压迫到神经根时，则出现上肢麻木；而当压迫到交感神经甚至脊髓时，还会出现恶心呕吐、失眠健忘，严重的还可能引起瘫痪。

问：出现颈椎反弓后平时应该怎么做？

答：①起居有常，改变陋习。适当休息，工作时注意抬高显示器，不可长时间伏案工作，日常生活中尽量减少低头的时间。

②高枕未必无忧，适合颈曲是关键。使用高低三曲线枕头，使用高的一边承托肩颈，使其符合颈椎生理曲度。

③功能锻炼，既病防变。配合"好医生颈椎保健操"锻炼，以增强肌肉力量，减轻疼痛，恢复肌肉功能。

问：影像学报告提示颈椎"骨质增生、膨出、突出、变直反弓"，说明颈椎病很严重吗？

答：具体问题需具体分析，不是所有的突出膨出或者变直都需要做手术，或者被列入危险的行列，绝大部分的脊柱疾病经过科学的治疗与生活习惯干预都能得到控制、改善以至痊愈。以"颈椎生理曲度改变，变直反弓"为例子：

正常的颈椎生理曲度呈"C"形的前凸，当我们由于姿势不当、颈椎间盘退行性改变等，曲度变直呈"I"型或者反"C"或者过于"C"形（颈椎曲度过伸），离开了某个特定的度数，我们就称之为颈椎生理曲度改变。但要注意，生理曲度变直并不代表是颈椎病，从人体整个生命进程来看，生理曲度的改变属于脊柱退行性病变的一种外在征象，不一定会引发颈椎疼痛等相应症状，但它是诱发颈椎病的大概率因素，在症状未出现前，颈椎病易发人群建议定期做脊椎筛查，介入日常行为姿势纠正，预防大于治疗。

⑤ 坚持疗程显成效

主诉

肩颈疼痛伴头晕头痛半年，加重 1 月。

诊断

西医诊断：颈椎病（颈椎反弓）

中医诊断：项痹（痰湿阻络证）

病史及诊疗经过

L 女士，34 岁。就诊的半年前出现肩颈酸痛，旋颈时活动范围受限，伴有头晕、头痛，休息后可稍缓解，因此没有引起足够重视。近一个月，L 女士感到症状变得严重起来，来到我科就诊。查体可见：颈椎曲度变直，双侧颈肩肌肉僵硬、压痛，旋颈活动受限，旋颈试验（–）。舌淡胖暗，苔白，脉缓。

经过初次的三联疗法治疗后，L 女士的头晕头痛症状明显改善，感觉头脑清晰不再昏沉。肩颈酸痛症状轻微改善，虽仍觉得僵硬，但活动范围已扩大许多。第二个疗程治疗后，她的头晕头痛不再发作，肩颈变得比较柔软，只有在超过三十分钟的连续伏案工作后才会觉得酸痛僵硬。

治疗效果

◆ 症状与体征

肩颈疼痛、头晕头痛等症状明显改善，颈部肌肉紧张缓解，颈部活动度增加。

◆ 治疗前后影像学对比

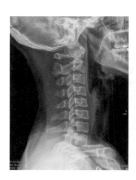 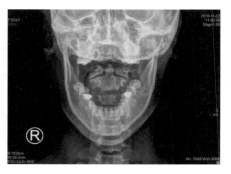

治疗前颈椎张口位＋侧位 X 线片（2019 年 11 月 22 日）提示：颈椎曲度反弓；C_2、C_3、C_5、C_6 轻度后移，C_7 轻度前移

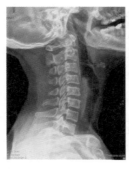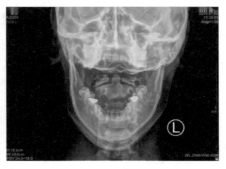

治疗后颈椎张口位 X 线片（2020 年 4 月 9 日）提示：枢椎棘突位置回归正中。治疗后颈椎侧位 X 线片（2020 年 7 月 2 日）提示：颈椎恢复生理曲度

三联疗法治疗方案

针刺选穴：百会、完骨（双）、天柱（双）、颈夹脊（双）、颈百劳（双）、大杼（双）、肩井（双）、阿是穴（双）、大椎、支正（双）。

问答

问：为什么 L 女士第一次治疗后头晕头痛明显改善，而肩颈酸痛改善相对不那么明显？

答：头晕头痛是椎动脉受卡压所致，当定点锤正复位使颈椎回位后，椎动脉卡压即刻解除，大脑血供恢复，头晕头痛就缓解了；而肌肉酸痛往往需要 1～2 月或是更长时间才能恢复，这是由于劳损的肌肉具有受力不平衡的特点，并且常常伴随有炎症，造成局部血液循环的障碍，这些都需要结合一定时间的肌肉锻炼才可以纠正。

问：颈椎反弓的治疗疗程大概需要多久呢？

答：治疗疗程需根据每个人的不同情况而定。因为脊柱定点锤正复位是以多次微量纠正的方式调整错位的椎体以治疗颈椎病，所以建议至少完成 1 个疗程（4 次）。

❻ 病在颈椎痛在头

主诉

反复头痛 1 月。

诊断

西医诊断：颈源性头痛

中医诊断：项痹（风寒阻络，脾肾不足证）

病史及诊疗经过

李女士，25 岁，医学硕士，平素学业繁忙，长年伏案。2018 年 4 月始频繁头痛，自诉低头看书时疼痛明显，痛及左侧枕部、额颞部，严重影响生活学习。后详细问诊发现，李女士看书时习惯低头，过程中时常仰头活动颈椎，故诱发头痛。查体可见：颈椎生理曲度反弓，颈部肌肉稍松弛，无明显压痛。舌淡红，苔薄白，边有齿痕，脉沉。X 线片提示：颈椎生理曲度反弓。

结合李女士病史、临床表现、体征及辅助检查，诊断为"颈源性头痛"。使用锤正疗法配合针刺拔罐，断续治疗约两个疗程后情况稳定，头痛未再复发，后李女士在口腔科拍X 线片，自诉可以看到颈椎生理曲度较前明显改善。

治疗效果

◆ **症状与体征**

头痛未再复发。

◆ **治疗前后影像学对比**

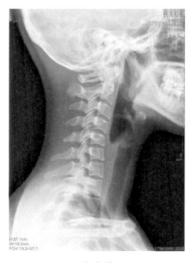

治疗前

无治疗后影像。

三联疗法治疗方案

①锤正定位：整体调整颈椎弧度。

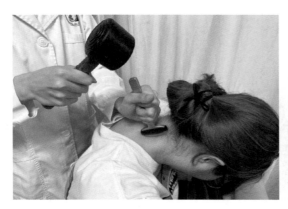 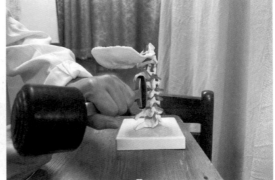

真人示意图　　　　　　　　　　　　　模型示意图

②针刺选穴：风池（双）、完骨（双）、天柱（双）、颈夹脊（双）、颈百劳（双）、天枢（双）、大横（双）、中脘（双）。

③背部留罐：风门、脾俞、肾俞等（补益阳气、祛风散寒）。

问答

问：为什么李女士会头痛？

答：从李女士描述的头痛部位与性质，考虑左侧枕小神经受压所致，也叫枕小神经痛。疼痛性质常常被描述为刺痛，撕裂样疼痛，刀割样、针扎样或烧灼样疼痛等。枕小神经的纤维来自 C_2、C_3 神经前支的皮支，是颈丛最上方的分支，沿胸锁乳突肌后缘上升，至头部附近穿出深筋膜，越胸锁乳突肌止点的后部，在耳廓的后方上行到头的侧面，分布至耳廓后上部、耳廓内面上 1/3、乳突部及枕部外侧区的皮肤，并与耳大神经、枕大神经和面神经的耳后支相联系。李女士长期伏案，颈项部肌肉慢性劳损、肌肉僵硬紧张，从而使枕小神经受挤压或卡压，出现疼痛情况。枕小神经在乳突后缘近乳突尖处穿过二腹肌后缘处易受卡压。

问：针刺穴位选择天枢、大横、中脘是为什么？

答：结合病史及舌脉可知，李女士阳气亏损、肝血不足，因此针刺治疗除用于舒筋柔肝外，配合天枢、大横、中脘调理中下焦，资后天之元气以助阳气升发。

⑦ 小孩颈椎反弓？别着急，这里有办法

主诉

左侧肩颈酸痛伴注意力难集中 2 月。

诊断

西医诊断：颈椎病（颈椎反弓）

中医诊断：项痹（湿热证）

病史及诊疗经过

2017 年，一位十三岁的小朋友来诊，症状如下：肩颈酸痛，全身乏力，注意力难以集中，余无不适。查体可见：颈肩部稍僵硬，C_4、C_5 附近有压痛点，旋颈试验（-），臂丛神经牵拉试验（-）。舌淡红，苔黄厚，脉滑。颈椎 X 片提示：C_4、C_5 轻度后移。施以针刺疗法选穴天柱、颈百劳、颈夹脊等以疏通颈部经络，肩髃、肩髎、臂臑、手三里、曲池缓解左臂酸痛，加以外关、合谷定心安神。

经过一个疗程治疗，其肩臂疼痛症状基本消失，专注度渐渐提高。一年后复查 X 线片提示：颈椎重回正常的生理曲度，余留 C_4、C_5 轻度后移，对比一年前的影像，这也就是反弓消失了！现在呈现出一条"美丽"的 C 形弧线。随访 1 年，小朋友病症未曾复发。

治疗效果

◆ 症状与体征

肩臂疼痛明显缓解，专注度提高。

◆ 治疗前后影像学对比

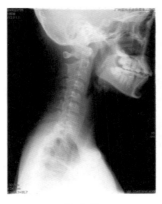 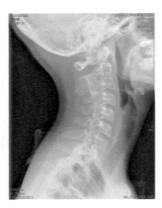

治疗前　　　　　　　　　治疗后

三联疗法治疗方案

针刺选穴：天柱（双）、颈百劳（双）、颈夹脊（双）、肩髃（双）、肩髎（双）、臂臑（双）、手三里（双）、曲池（双）、外关（双）、合谷（双）。

问答

问：颈椎反弓为什么会导致小朋友专注度下降？

答：颈椎出现代偿性反弓，从而牵拉扭曲椎动脉，使颈动脉血流流速下降或涡流而导致大脑供血不足，因而小朋友专注度下降；此外，该小朋友颈肩臂疼痛，严重时影响睡眠质量，也会继发引起精神状态较差、注意力不集中等情况。

问：三联疗法对小朋友也适用吗？

答：是的。可能很多家长担心小朋友会对脊柱定点锤正复位有恐惧心理，但定点锤正是以多次微量纠正的方式来调整错位的椎体，其实每次的力度非常轻微，基本不会有疼痛感，在临床实践中，小朋友的接受度还是比较高的。一般来说，使用脊柱定点锤正复位的群体年龄区间为 10～70 岁，同时需结合患者依从性、骨质情况等来判断。

问：小朋友如何预防颈椎反弓？

答：①保持健康的坐姿，尽量采用学习桌，根据自身情况调节好桌椅的高度差、写字面板的倾斜角度，至少每 45 分钟要起身活动一下；②选择合适的枕头和睡姿，枕头高度一般以 8～15 厘米为宜，也可不以枕头而以适宜高度的毛巾卷代替，无论侧卧还是平躺，都要保持正常颈椎生理曲度；③适当参加力所能及的体育活动，如打羽毛球、打篮球、游泳、放风筝等。

第五章

颈椎不稳定医案

① 外籍友人二十多年的"不明病位"

主诉

颈肩背部疼痛不适二十余年，加重 3 月。

诊断

西医诊断：颈椎不稳定（C_6 椎体后移）

中医诊断：项痹（气滞血瘀证）

病史及诊疗经过

马先生，36 岁，外籍友人。2003 年因颈肩背部疼痛在国外就诊，当时经 X 光拍片后，医生认为主要病位在背部，诊断为胸椎侧凸。医生建议马先生做康复运动，但其因工作忙碌无法坚持。2017 年他在外院拍 X 光，当时医生也认为病位在背部胸椎，做了按摩和针灸，改善不明显。后在佛山经朋友介绍，由非正式医生做理疗，诊断病位在第四胸椎，在背部进行敲打，改善不明显。近三个月，马先生疼痛加重，经朋友介绍来诊。查体可见：颈肩背部疼痛，无胸闷心慌。舌质暗，苔薄黄，脉弦。查 X 线片提示：C_6 椎体轻度后移；胸椎骨质未见明显异常。结合 X 线片及马先生多年的治疗经历，确诊主要病位在 C_6，经过一次定点锤正复位法复位结合针刺治疗，马先生感到颈肩背部疼痛明显减轻，后坚持一疗程治疗，易疲劳情况也大大改善。

治疗效果

◆ **症状与体征**

颈肩背部疼痛明显减轻。

◆ 治疗前后影像学对比

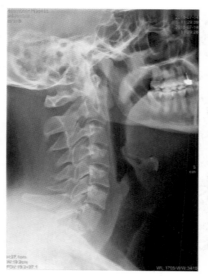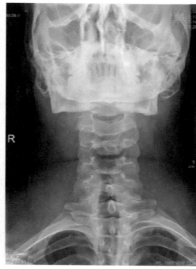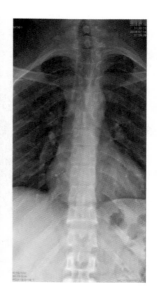

治疗前

无治疗后影像。

三联疗法治疗方案

针刺选穴：百会、天柱（双）、颈夹脊（双）、颈百劳（双）、大杼（双）、肩井（双）、至阳（双）、天宗（双）、养老（双）。

问答

问：什么是颈椎椎体后移？

答：顾名思义，颈椎椎体移位是指椎体后缘相对下方椎体后缘出现的向前或向后的移位，那么向后的移位就称作椎体后移。在过伸位和过屈位之间，当颈椎任何节段前移或后移，都提示颈椎失稳或颈椎不稳。当出现相应的临床症状表现时就形成了颈椎失稳症。

问：当颈椎不稳时，应该怎么治疗？

答：颈椎不稳，提示椎体的稳定性极差，这个时候要谨慎选择正骨、牵引、推拿等，不恰当的治疗可能会加重病情。因此在治疗时，首先要明确病变的位置，施以合适力度恢复椎体位置，改善局部微循环缓解肌肉紧张，解除血管、神经卡压等，从而缓解疼痛。此外，在颈椎锻炼方面需要避免极限位动作（如米字操）、震荡类运动（如打乒乓球、羽毛球）等，面对椎体不同情况，需要进行个性化锻炼。

问：为什么马先生颈肩背痛问题不在胸椎而在颈椎？

答：尽管颈椎病有许多类型，颈肩背部疼痛却是大多数患者的共有症状。他们常常自觉在项背衔接处、颈肩交接处疼痛最明显，以沉重感居多，有如背负重物，症状加重时则酸痛难忍。颈椎和胸椎的错位都可能引起颈、肩、背部疼痛不适，结合马先生的临床症状和 X 线片，可能是 C_6 椎体轻度后移后，导致后方项韧带紧张，从而刺激项背神经而出现明显背痛。当纠正 C_6 椎体后，马先生颈肩背痛症状可有明显缓解，这也能够从侧面说明其病位所在。针对反复发作治疗不见效，找对病位是关键。

问：马先生治疗之后可以怎样养护锻炼颈椎？

答：马先生是 C_6 椎体后移，那么除纠正日常不良姿势、避免极限位动作和震荡类运动外，平时应尽量让颈椎保持正位状态，必要时可佩戴颈托，多做一些项部肌肉的静态抗阻锻炼。

问：颈腰椎错位会自行恢复吗？

答：颈腰椎错位，即普遍定义的小关节紊乱。一般来说，很难自行恢复，需要进行外力的手法复位或者手术治疗，才能恢复到原来的解剖位置。

❷ 再见，陪伴了八年的"紧箍咒"

主诉

反复头晕伴胸闷、走路不稳 8 年。

诊断

西医诊断：颈椎不稳定（C_4 椎体前移）
中医诊断：眩晕（痰湿阻络证）

病史及诊疗经过

陈女士，54 岁。就诊的八年前无明显诱因下出现头晕，伴胸闷、走路不稳，曾至当地医院就诊，排除心脑血管疾病后，被诊断为"颈椎不稳定"。医生建议佩戴颈托，戴上颈托后头晕、胸闷可明显缓解，可是只要一摘下颈托，头晕就会出现。陈女

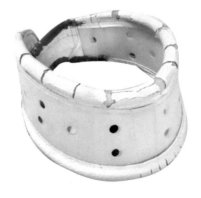

颈　托

士非常痛苦，前前后后跑了不下十家大医院，但头晕还是反反复复。这八年来，颈托像是长在陈女士的身上，以至于邻居开玩笑地称她为"金轮法王"，可陈女士却觉得这是逃不掉的"紧箍咒"。

后来，在一个偶然的机会，陈女士经朋友介绍来我科就诊。查体可见：颈部肌肉较松弛，无明显压痛。舌暗红，苔厚腻，脉弦滑。颈椎 X 线片提示：C_4 椎体前移。经三联疗法治疗两个疗程后，陈女士惊奇地发现即使不戴颈托，头也不晕了！陈女士终于取下戴了八年的"紧箍咒"，不头晕，不心慌，走起路来也稳稳当当，家务活也可以做了。后复查 X 线片提示：C_4 椎体前移较前改善。

治疗效果

◆ 症状与体征

头晕、心慌、胸闷、走路不稳明显改善。

◆ 治疗前后影像学对比

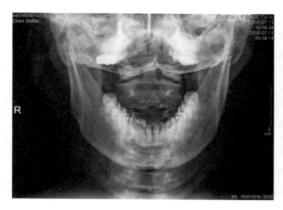
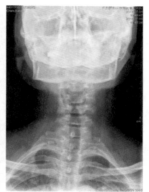
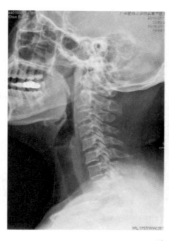
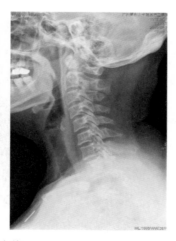

治疗前

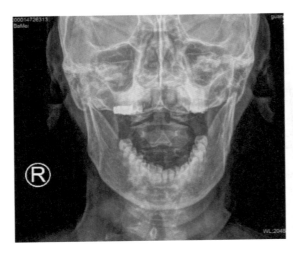
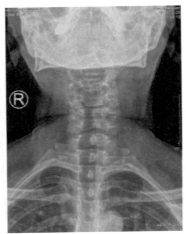

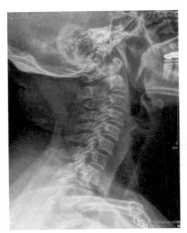
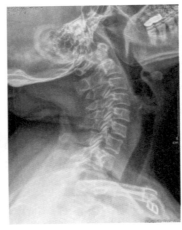
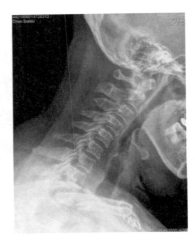

治疗后

三联疗法治疗方案

针刺选穴：四神聪、风池（双）、完骨（双）、颈夹脊（双）、大杼（双）、肩井（双）、内关（双）、中脘（双）、天枢（双）、气海、关元、丰隆（双）、阴陵泉（双）。

问答

问：为什么陈女士会出现头晕、胸闷、走路不稳等症状？

答：陈女士的颈椎影像学提示 C_4 椎体前移，当陈女士活动颈椎时，C_4 椎体会形成前向错位，此时从横突孔穿行的椎动脉受到牵拉挤压，可能引起一过性眩晕，同时紧邻椎动脉的交感神经也会受到刺激，引起头昏昏沉沉、心慌、胸闷等症状。而当椎体前移较为严重时，椎间盘可能会挤压向后突出，导致脊髓受压，出现下肢无力、走路不稳等症状。

问：陈女士平时要注意什么？

答：颈椎椎体前移的形成在排除外伤性、退行性病变后，仍然与日常的不良姿势息息相关，因此保持良好的姿势是第一步。此外长期佩戴颈托后，颈部肌肉容易产生依赖性而变得松弛，因此加强颈部肌肉平衡、力量锻炼也很重要。

③ 要命？不要命？困扰了这么久的头晕

主诉

反复头晕三十余年。

诊断

西医诊断：颈椎不稳定（C_6、C_7 椎体前移）

中医诊断：眩晕（肝肾不足证）

病史及诊疗经过

W 女士三十余年前无明显诱因出现头晕，在排除了头颅心血管等病变后，曾辗转于多家医院进行专科治疗，均未见明显好转，仍反复发作。W 女士自诉全天昏昏沉沉，头皮发紧，常常需要用手或者重物敲打头部才感觉舒服一些；有时走路或躺着也会晕，甚至因为头晕而无法入眠；有时头晕伴有恶心感，且颈部长期酸痛。为了缓解头晕，W 女士还道听途说用过猪脑炖天麻、鱼头炖天麻等"以形补形"的食疗方法，但效果始终无法令人满意。

W 女士来诊时，我们查体发现其颈肩部肌肉僵硬、多处有明显压痛点，转头时还能听到"咔咔"响声。舌暗，苔薄白，有裂纹，脉弦细。颈椎 X 线片提示：颈椎不稳，颈椎关节错位。

应用三联疗法治疗，同时纠正 W 女士久坐、低头玩手机、米字操、广场舞等不当的生活工作习惯和不适合的锻炼方法，并嘱咐 W 女士回家后使用"胥海斌谈颈椎"公众号上的相应锻炼方法。一年后回访，W 女士已一扫阴霾，头晕明显缓解，整体状态好很多。

治疗效果

◆ 症状与体征

一年后回访发现，整体的状态明显改善。

◆ 治疗前后影像学对比

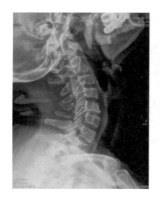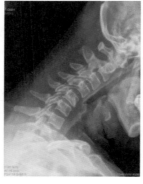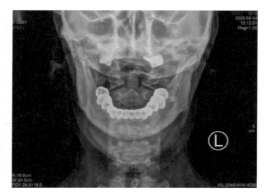

治疗前

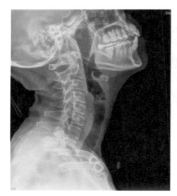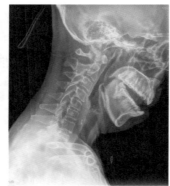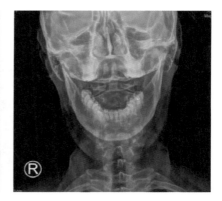

治疗后

三联疗法治疗方案

针刺选穴：四神聪、天柱（双）、风池（双）、大杼（双）、颈夹脊（双）、肩井（双）、肝俞（双）、肾俞（双）、外关（双）。

问答

问：为什么 W 女士用手或重物敲打头会觉得舒服？

答：W 女士自诉常常觉得头皮发紧，这也被称为头皮紧张症，除了一些病理疾病，如过度换气综合征、周围神经炎、颅脑病变、植物神经功能紊乱等，多数情况下头皮紧张都是因为压力过大、精神紧张、睡眠不足等引起大脑皮层血管和肌肉痉挛、收缩，从而出现头皮发紧、发麻的症状。如果这个时候用手或重物敲打，能够起到暂时解除血管和肌肉痉挛的效果，因此会有一种瞬间脑袋清醒的感觉。

问：猪脑炖天麻、鱼头炖天麻等"以形补形"的食疗方法靠谱吗？

答：无论是猪脑炖天麻还是鱼头炖天麻，实际上在起作用的都是天麻。天麻是一味中药材，具有息风止痉、平抑肝阳、祛风通络的功效，对于肝阳上亢、肝风内动所致的惊痫抽搐、眩晕、头痛、肢体麻木、手足不遂、风湿痹痛等疾病能有很好的治疗效果。因此，食疗方的使用也需要辨证，辨证准确时，也能起到很好的疗效。

问：转头时经常会"咔咔"响是颈椎不稳定的征兆吗？

答：不一定。正常的颈椎关节也可以在活动时发出响声，这是因为关节腔内的气压较小，当关节面的位置突然改变时，出现关节腔内的气压不平衡，局部气体急剧扩散，从而发出声音，医学上叫"关节弹响"。同时，颈椎小关节面磨损、肌腱韧带与关节摩擦以及颈椎软组织或韧带相互摩擦也会出现弹响，但后者往往伴随着颈肩部疼痛。如果脖子经常出现咔咔响，需到正规医院进行系统诊查。

❹ 十九岁少年一年内晕倒两次，检查后元凶竟是它

主诉

反复头晕 2 月，加重 1 周。

诊断

西医诊断：颈椎病（颈椎不稳定 + 颈椎反弓）
中医诊断：眩晕（湿热证）

病史及诊疗经过

十九岁的小森（化名）是个不折不扣的"低头族"。上周末，窝在沙发上打了很久游戏后的他在站起来的瞬间，突然脸色煞白，晕倒在地，倒地的声响惊动了家人。只见几秒后，倒地的小森重新恢复了意识，只说感觉头晕恶心，双腿无力。这让小森的家人感到担忧，因为这已经是他一年内第二次晕倒了。上次晕倒后，家人带着小森前往多家医院进行全面检查治疗，但始终未发现明显异常。家人觉得情况不妙，赶紧带着小森来到我科就诊。

了解了小森的情况后，触诊发现小森颈椎生理曲度变直，后颈部肌肉较松弛，旋颈试验（+/−）。经过一系列详细的检查，排除脑梗、心梗等致命疾病后，终于锁定导致小森晕倒的元凶——颈椎不稳定与颈椎反弓。

确定病因后，使用三联疗法对小森展开治疗。经过两个多月的治疗，小森头晕症状逐步消失。

治疗效果

◆ 症状与体征

头晕明显缓解。

◆ 治疗前后影像学对比

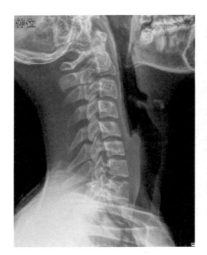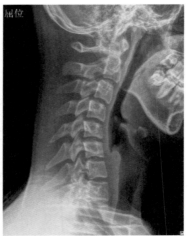

治疗前：颈椎部均出现台阶状的错位，颈椎节段性不稳定

无治疗后影像。

三联疗法治疗方案

针刺选穴：百会、大杼（双）、颈夹脊（双）、颈百劳（双）、大椎、曲池（双）、合谷（双）、三阴交（双）、足三里（双）、阴陵泉（双）、太冲（双）。

问答

问：颈椎多节段不稳定的治疗疗程会比单节段不稳定更长吗？

答：一般情况下，颈椎多节段不稳定比单节段不稳定需要的治疗疗程更长，因为颈椎多节段的不稳定性比单节段的不稳定性高，故治疗时间会更长，治疗效果也较差。

问："低头族"们平时应该怎么做？

答：①保持颈椎良好的姿势。避免长时间低头、伏案工作、躺着或者半卧位看书看电视等一些不良习惯。长时间低头容易导致颈椎的病变，以及颈椎骨性结构生理弯曲变直、反弓。因此，建议伏案 30 ~ 40 分钟就要活动颈椎来放松颈部周围的肌肉。②注意颈部保暖，避免受凉。颈肩部受凉容易导致局部肌肉的肌收缩、血管收缩和痉挛，导致炎症出现。③选择合适的枕头。枕头的高低、软硬对颈椎有直接影响，最佳的枕头能够保持颈椎的生理弯曲、平直。④适当锻炼。可以进行一些有益于颈椎的功能锻炼，比如颈部保健操、游泳、打羽毛球等，它们都可以很好地放松和锻炼颈部肌肉力量，从而更好地保护颈椎。

❺ 一觉睡醒被送进了医院，原因竟是这个

主诉

颈痛伴头晕 5 天。

诊断

西医诊断：颈椎不稳定（C_3 椎体轻度前移、寰枢关节错位）

中医诊断：项痹（风寒湿证）

病史及诊疗经过

小美，女，29 岁。五天前午休时突然感到头晕，无法起身，同事遂用车床紧急将她推往神经内科就医。在办理入院期间，小美曾呕吐两次，非喷射状，以胃内容物为主。而后于神经内科留院观察。神经内科的医生行内耳道 MRI、颈椎 MRI 及垂体 MRI 平扫均未见明显异常，考虑小美可能是颈椎病引起的头晕，邀请我科进行会诊。

结合小美住院期间做的各项检查结果，判断小美的问题可能出在颈椎，于是又加拍了颈椎的 X 线片。结果显示：①颈椎轻度反弓；动力侧位 C_3 椎体轻度前移，符合颈椎不稳；②枢椎齿状突与寰椎两侧块距离欠对称，呈左宽右窄改变。

查体可见：颈椎生理曲度稍变直，颈部肌肉紧张、活动受限，旋颈试验（+/-）。舌淡红，苔薄白，脉弦。于是根据小美的颈椎错位情况采用锤正定点复位＋针灸柔筋调理＋药物辨证论治的疗法。治疗后，小美自觉脖子轻松了许多，头晕也缓解了，第二天就办理了出院手续。由于工作，从 2021 年 2 月至今，小美保持着一个月 1 ~ 2 次的治疗频率，头晕未再发作。

治疗效果

◆ 症状与体征

头晕未再发作，颈部肌肉紧张缓解。

◆ 治疗前后影像学对比

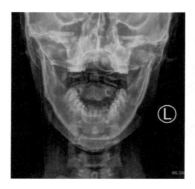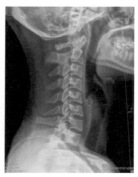

治疗前

无治疗后影像。

三联疗法治疗方案

①锤正定位：整体调整弧度，定点锤正寰枢椎关节错位。

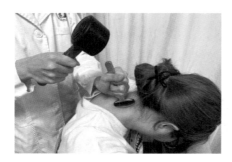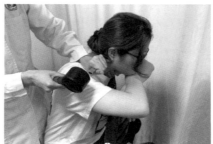

真人示意图

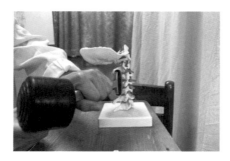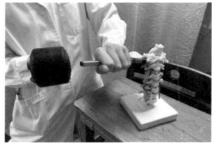

模型示意图

②针刺选穴：天柱（双）、完骨（双）、风池（双）、颈夹脊穴（双）。

③拉伸按摩：可进行自我枕下肌群拉伸，起到改善肌肉血供，促进肌筋膜炎症消除的作用。

问答

问：为什么颈椎病会引起头晕？

答：颈椎病引起的头晕大多数是由于颈椎退行性病变，如关节失稳、钩椎关节增生、椎间盘突出等病理改变都可能直接压迫供应脑部血运的椎动脉，同时可能刺激位于椎体侧前方的交感神经，交感神经兴奋性升高，引起椎动脉痉挛，导致脑供血减少而出现头晕。

问：出现头晕需要和哪些疾病相鉴别？

答："头晕"是常用来叙述症状的一个非特异性表达。该术语所指的最常见病况包括眩晕、非特异性头晕、不平衡和晕厥前兆。中医学也称为"眩冒""眩"。在临床中，需与良性阵发性位置性眩晕（耳石症）、梅尼埃病、前庭神经炎、前庭性偏头痛、脑干缺血、多发性硬化等十几种疾病相鉴别。

问：颈椎病引起的头晕发作会有哪些特点？

答：由颈椎病引起的头晕，常于颈部活动时出现，如猛然扭转或过度后屈颈部、体位改变等，甚或轻微活动也可出现，如卧床、起床以及夜间翻身时均可引起。发作时间一般较短暂，数秒至数分钟不等，也有持续时间较长者。发作时可表现为后枕部闷痛、视物不清、天旋地转感、恶心、呕吐甚至大汗淋漓，致使闭目不敢动，行走困难、需要扶持，严重者还会引起耳聋、眼震甚至猝倒。有些人还可能伴有晨起时颈项或后枕部疼痛或颈神经根压迫症状，如手臂发麻、无力，持物不自主坠落等。

⑥ "不在其位"的颈椎

主诉

反复肩颈痛伴头晕 4 年。

诊断

西医诊断：颈椎不稳定（C_3、C_4、C_5 椎体后移）

中医诊断：项痹（气滞血瘀证）

病史及诊疗经过

李女士，42 岁，焦虑貌，自诉反复肩颈痛，抬头转头时颈椎紧绷，时有"咔咔"作响，间有头晕，无头痛，无恶心呕吐。查体可见：颈椎生理曲度稍变直，C_3、C_4、C_5 棘突及棘突两旁压痛（++）。舌暗红，舌底瘀络，苔薄黄，脉弦。查颈椎正侧位 X 线片提示：C_3、C_4、C_5 椎体向后移位。

采用三联疗法，经一次系统治疗后，李女士颈部酸痛症状已有明显缓解。1 个疗程治疗后，李女士告知已经很少感觉到肩颈疼痛了，头晕未再发作。复查颈椎 X 线片提示：C_3、C_4 已复位，C_5 椎体后移较前改善。

治疗效果

◆ **症状与体征**

肩颈部疼痛明显缓解。

◆ **治疗前后影像学对比**

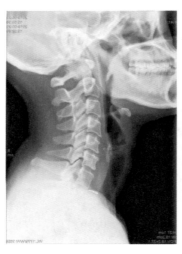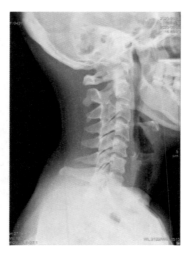

治疗前　　　　　　　　　　　治疗后

三联疗法治疗方案

①锤正定位：从 C_5、C_4、C_3 两侧椎板依次使用锤正复位法复位（按照先下后上的原则）。

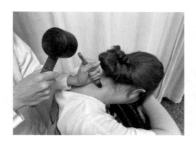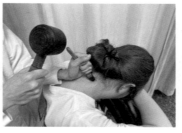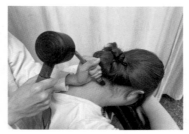

真人示意图

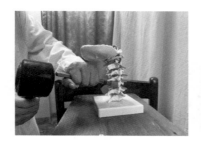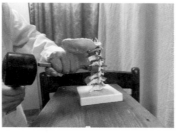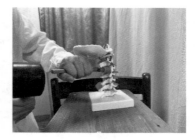

模型示意图

②针刺选穴：风池（双）、天柱（双）、颈百劳（双）、肩井（双）、大杼（双）、养老（双）。

③颈背部留罐：颈百劳、肩井、大椎、肺俞。

④中药：当归 9 克、生地 9 克、桃仁 12 克、红花 5 克、枳壳 9 克、白芍 15 克、柴胡 6 克、甘草 3 克、桔梗 5 克、川芎 5 克、牛膝 10 克。

问答

问：脊柱定点锤正复位都要遵循先下后上的顺序吗？

答：脊柱定点锤正复位都要遵从先下后上的顺序，犹如给房子打地基，地基稳固了，在此基础上架构的房屋才能稳当。

问：李女士中药调脉可以用什么药物？

答：四诊合参，该病属项痹范畴，辨证为气滞血瘀证。中药治疗时可采用活血定痛汤合柴胡疏肝散加减。

问：李女士平时可以做些什么？

答：初诊时见李女士呈焦虑貌，这可能与"久病多郁"或是个人体质相关。因此，除纠正不良姿势、坚持颈椎操锻炼以外，李女士平时还可以多进行户外运动、与大自然多接触。人与自然一体，研究表明，与大自然接触，有助于改善情绪、增强呼吸功能、改善眼疲劳、调节激素失调、提高记忆力、提高身体机能、影响个体的整体思维结构等。

⑦ 头晕眼花不用愁，三联疗法来帮你

主诉

反复头晕，伴视物模糊半年。

诊断

西医诊断：颈椎不稳定（C_2、C_3椎体轻度后移）

中医诊断：眩晕（气血不足证）

病史及诊疗经过

2016 年 9 月，49 岁的 Z 女士前来就诊，神情忧郁，自诉近半年来头晕反复发作，体位改变时尤其明显，伴有视物模糊。查体可见：双侧颈肩部稍僵硬，C_2、C_3附近有明显压痛点。舌淡暗，苔少，脉细弱。颈椎片提示：Z 女士 C_2、C_3椎体不稳，轻度向后移。

采用三联疗法治疗方案，经过三次锤正治疗，结合针刺和自我功能锻炼，Z 女士的头晕症状基本消失。

2018 年 8 月，Z 女士因颈部不适前来就诊，回复 2016 年 9 月治疗后头晕、视物模糊症状的改善情况，自诉头晕未再复发，视物较前清晰。

治疗效果

◆ 症状与体征

头晕基本消失，视物模糊改善。

◆ 治疗前后影像学对比

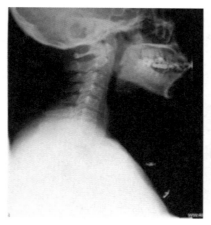 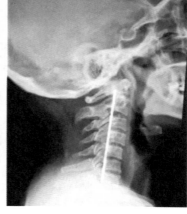

治疗前　　　　　　　　　　治疗后

【 三联疗法治疗方案 】

①锤正定位：复位钎定位于 C_2、C_3。

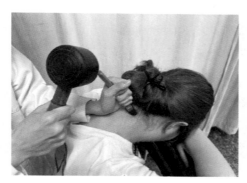 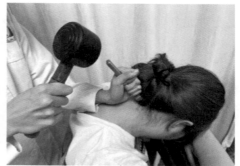

真人示意图

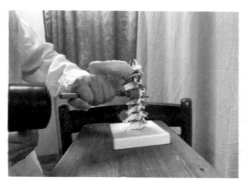 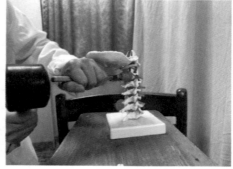

模型示意图

②针刺选穴：百会、天柱（双）、风池（双）、颈百劳（双）、颈夹脊（双）、悬钟（双）、照海（双）、太阳（双）、足三里（双）。

③中药：白术 15 克、黄芪 15 克、龙眼肉 15 克、酸枣仁 5 克、人参 9 克、炙甘草 6 克、当归 3 克、远志 3 克。

问答

问：为什么颈椎后移会引起头晕、视物模糊？

答：给我们大脑提供血运的椎动脉分为四段，其中第二段为从 C_6 横突孔上升至 C_2 横突孔下口，此段动脉的内侧紧邻钩椎关节，动脉周围有交感神经伴行。那么当 C_2、C_3 椎体不稳向后移位时，就会机械压迫到颈动脉，减少大脑供血，导致头晕发作。椎体移位也会刺激椎旁颈神经节，导致椎 – 基底动脉痉挛使得动脉血流减少，影响大脑供血。这也就是患者出现头晕、视物模糊的原因。此外，椎体移位除了会压迫椎动脉外，也会刺激压迫神经根，导致神经支配区出现麻痹、感觉减退等表现。

问：还有哪些疾病会导致视物模糊？

答：①糖尿病。身体内的血糖过高会损害视网膜内的毛细血管，从而影响眼睛感光功能，出现视物模糊。②高血压。长期血压不稳定会导致视网膜内的动脉容易产生硬化，甚至出现水肿、出血以及渗出等，堆积在视网膜上，引起视觉障碍。③白内障。视物模糊是白内障早期最主要的表现，常伴随畏光及看东西颜色变暗、变黄、变形等。④脑卒中（中风）。中风的早期会出现视物模糊、重影或者是突然失明的现象，应加以重视和鉴别。

❽ 颈椎后移——别慌，只要坚持治疗，是可以痊愈的

主诉

双侧颈肩部酸痛，伴右手麻木 2 月。

诊断

西医诊断：①神经根型颈椎病；②颈椎不稳定（C_5 椎体轻度后移）

中医诊断：项痹（肝肾不足证）

病史及诊疗经过

2018 年 3 月，诊室里来了一位 52 岁的女性患者，自诉颈肩部酸痛，时感右上肢麻

木，以拇、食二指为主，余无不适。查体可见：双侧颈肩部肌肉稍僵硬，C_4、C_5附近有明显的压痛点。舌稍红，苔少，脉弦。颈椎 X 线片提示：C_5 轻微后移。排除相关禁忌证后，运用三联疗法治疗方案。治疗一个疗程后，患者双侧颈肩酸痛、右手麻木感明显改善。

治疗效果

◆ 症状与体征

颈肩部疼痛、右手麻木等症状明显改善。

◆ 治疗前后影像学对比

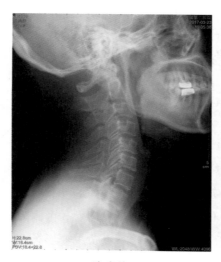 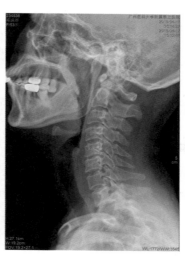

治疗前　　　　　　　　　　治疗后

三联疗法治疗方案

①锤正定位：定点锤正 C_5 椎板处。

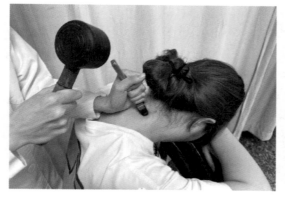 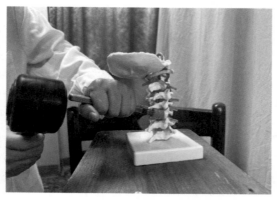

真人示意图　　　　　　　　模型示意图

②针刺选穴：颈夹脊（双）、颈百劳（双）、肩井（双）、肝俞（双）、肾俞（双）、曲池（右）、手三里（右）。

③靠墙拉伸，放松手臂肌群，减轻神经根压迫。

功能锻炼：分别在颈椎前后左右四个方向，用手指施力抗衡训练（激活颈伸肌群，增强颈椎稳定性）。

问答

问：为什么颈椎后移会出现手麻？

答：椎体移位除了会压迫椎动脉外，相应的也会刺激压迫神经根，其神经支配区会出现麻痹、感觉减退。总体来说，颈曲上颈段病变者，多有头部胀痛或头面五官症状；颈曲下颈段病变，则以肩、臂或上肢的麻胀、疼痛、乏力等症状多见。加上不同人的生理结构有着轻微差别，所表现的症状及程度也不一。本案例中的患者 C_5 移位，颈部斜角肌有牵拉，导致斜角肌间隙变窄，因此穿过斜角肌间隙中的 C_5、C_6 神经束受卡压，慢慢形成水肿，压迫神经，导致分出的正中神经支配的拇指、食指有麻木感。

问：经过一次系统三联疗法治疗后觉得症状基本改善了，还需要继续治疗吗？

答：需要的。脊柱定点锤正复位是以多次微量纠正的方式调整错位的椎体以治疗颈椎病。一次的锤正治疗并不能让颈椎错位迅速得到纠正，身体也需要一个适应的过程，必须经过多次的锤正，使错位的颈椎逐步得到复位，因此，足够的疗程是颈椎病恢复的必要保证。

⑨ 因椎制宜

主诉

反复头晕头痛 5 月。

诊断

西医诊断：颈椎不稳定（颈椎反弓，C_2、C_4 椎体前移，C_5、C_6 椎体后移）

中医诊断：眩晕（气滞血瘀证）

病史及诊疗经过

2017 年 7 月 26 日，吴女士因反复头晕头痛来诊，初步检查发现其颈部肌肉僵硬，右侧明显压痛,神经系统查体未见明显异常。舌暗,苔薄黄,脉弦。侧位 X 线片提示:颈椎反弓明显。过动力位 X 线片提示:① C_2、C_4 椎体前移,C_5、C_6 椎体后移,颈椎整体呈现不稳的状态;② C_2/C_3、C_6/C_7 椎间隙不同程度变窄。正位 X 线片提示:有明显的向右侧弯。

　　结合病史、临床表现及辅助检查,考虑吴女士的头晕头痛是颈椎不稳定引起的。排除禁忌证后,采用三联疗法治疗。经过一次锤正治疗后,吴女士头晕头痛较前减轻,后来断断续续完成了两个疗程的定点锤正治疗。治疗后复查颈椎 X 线片提示:C_4 椎体前移、C_6 椎体后移已完全纠正,生理曲度较前好转,颈椎椎体整体观相对治疗前排列整齐。正位片提示:椎体向右侧弯的角度较治疗前变小。

治疗效果

◆ **症状与体征**

头晕头痛明显减轻。

◆ **治疗前后影像学对比**

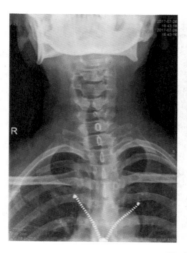 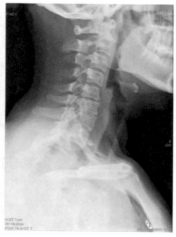

治疗前

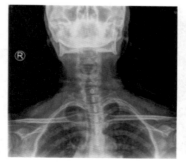 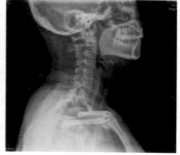

治疗后

三联疗法治疗方案

针刺选穴：四神聪、天柱（双）、风池（双）、颈夹脊（双）、肩井（双）、外关（双）、合谷（双）、头维（双）。

问答

问：为什么要选择三联疗法治疗？

答：吴女士颈椎不稳的情况十分复杂。她的椎体纵向、横向皆排列不齐，椎体与椎体间连续性较差。而定点锤正复位具有基于整体、针对局部的治疗优势，因此生理曲度方面重点针对 C_3、C_5、C_6 进行锤正治疗，侧弯方面则优先选择从 $C_1 \sim C_5$ 着手调整；同时，配合针刺、火罐等疗法改善肌肉筋膜紧张状态，帮助纠正错位，解除压迫，减轻错位关节对周围组织、神经根和血管的刺激。

问：如果吴女士没有及时纠正颈椎反弓与不稳，会有什么后果？

答：随着病情进一步发展，除头晕头痛症状会加重外，不稳的节段可能会对脊髓造成动态性压迫，进而演变为骨赘对脊髓的狭窄性静态压迫，即发展成脊髓型颈椎病。此时整个颈椎的活动范围将进一步减小，可能出现脊髓压迫的危症。

问：吴女士同时有前移和后移，针对这种情况的养护有什么不同吗？

答：吴女士的颈椎检查结果提示严重不稳，针对这种情况临床上需要戴颈托、保持中立位、抗阻等以保持颈椎稳定。

⑩ 暂别心爱的乒乓球，因为颈椎不稳定

主诉

反复颈肩酸痛伴头晕十年余。

诊断

西医诊断：颈椎不稳定（C_2、C_3、C_4 椎体轻度前移）

中医诊断：项痹（肝肾不足证）

病史及诊疗经过

　　C 大叔是一位退休生活丰富且注重健康的人。据他介绍，坚持每天打两个小时左右的乒乓球，偶尔会跟着网上的健康操视频锻炼，但仍受颈椎病困扰十年余。因颈肩酸痛、头昏脑涨等症状，C 大叔去过很多医院就诊，经常是治疗后症状可缓解，过后又被"打回原形"。如此反复的过程消磨着信心，他甚至担心大脑是不是出了什么问题，会不会中风，因此慕名前来求诊。

　　在问诊过程中我们了解到 C 大叔做的健康操里的放松颈部的方法有摇头晃脑的动作，做的时候还能听到颈椎发出"咔咔"声。触诊两侧的颈肩能抓起两根"厚实"的"肌肉"。舌红，少津，脉弦。根据颈椎 X 线片，发现大叔颈椎稳定性差，故选择运用三联疗法中的"调筋"和"通脉"，以达到补肝益肾强督、舒筋通络止痛的效果。同时重点向大叔交代避免打乒乓球和做摇头晃脑动作等事项。治疗一个疗程后，C 大叔发现症状减轻，头晕发作间隔时间延长，他对后续的治疗更有信心了。

治疗效果

◆ 症状与体征

头晕、颈肩酸痛程度减轻，发作间隔延长，信心大增。

◆ 治疗前后影像学对比

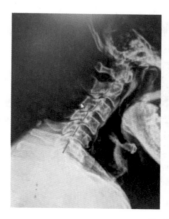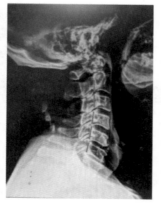

治疗前

无治疗后影像。

三联疗法治疗方案

　　①锤正定位：嘱患者吸气，双叉复位钎定点锤正 C_5、C_6。

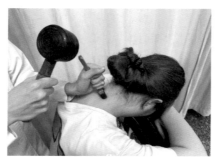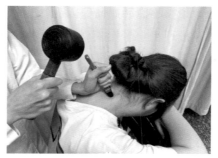

真人示意图

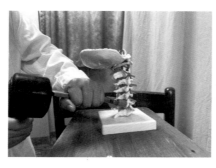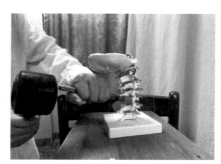

模型示意图

②针刺选穴：颈夹脊（双）、颈百劳（双）、大椎、肩中俞（双）、风门（双）、肩外俞（双）、肝俞（双）、肾俞（双）。

③对两侧斜方肌进行推拿放松、使用弹力带进行颈部双侧静力性抗衡训练。

问答

问：为什么 C 大叔治疗多次，症状仍反复？

答：颈椎不稳是颈椎关节囊松弛、颈伸肌群无力等导致的结果，患者多曾受到外力冲击、进行不恰当的体育锻炼，或有职业源性损伤。颈部深层肌肉力量不足、长期的错误姿势、颈椎长期处于过屈或过伸位，这些可导致颈椎周围软组织劳损、颈椎间盘退变，造成颈椎椎节间松动，发生位移，从而使颈椎不稳。C 大叔在治疗期间仍坚持打乒乓球及做健康操，这时的颈椎后侧肌肉本就处于被拉长的状态，颈椎动态不稳，如果再去做拉伸，会导致颈椎不稳进一步加剧，症状加重，故而病情出现反复。

问：颈椎不稳除了不能打乒乓球还不能做什么运动？

答：非平衡类动作包括打羽毛球、乒乓球、篮球这一类习惯单边操作的项目，以及摇头晃脑的动作等都是颈椎不稳症的禁忌。患者在治疗期间需先暂停原来的体育锻炼，保证休息质量，待症状缓解再进行。

问：确诊颈椎不稳后如何保养呢?

答：①颈椎不稳定者抬头斜向上 45° 即可。忌长时间仰头、低头；忌人为甩脖子、随意晃动颈椎；忌打羽毛球或乒乓球、踢毽子、弹跳、骑自行车或电动车等剧烈运动。建议佩戴颈托 2~4 周。②建议每天做"靠墙踮脚尖运动""好医生颈椎保健操" 3~5 分钟，做"颈椎抗阻运动"，一次 10 秒，做 3~5 组以提高颈椎稳定性。锻炼强度应根据个人身体情况选择，循序渐进，不可过量，以不过度疲劳为度。

⑪ 颈椎稳定了，气色也好了

主诉

反复眩晕 3 年余。

诊断

西医诊断：颈椎不稳定（C_4 椎体后移）
中医诊断：眩晕（气血不足证）

病史及诊疗经过

小 Y，女，25 岁。小 Y 发现自己左右转头有眩晕感已经三年多了，长时间低头加转头动作时眩晕会加重，严重时头痛伴恶心呕吐，经前期头晕明显，且伴头痛，旋颈受限。触诊发现小 Y 的颈部比较僵硬，C_4 压痛明显，多次向右侧转头时眩晕明显。舌质淡，苔薄白，脉细缓。

小 Y 颈椎变直，颈椎椎体不稳定，所以一转头就容易头晕。运用定点复位、针刺治疗及佩戴颈托两周，并告知注意事项。半年后小 Y 的症状有所改善，复诊时她说："以前眩晕真的很影响生活，每天都昏昏沉沉的很疲倦。自从治疗颈椎后家人朋友都说我的气色好了很多，不会像以前一样面色蜡黄，脑袋迷迷糊糊的像供血不足一样。"

治疗效果

◆ 症状与体征
眩晕改善，神清气爽。

◆ 治疗前后影像学对比

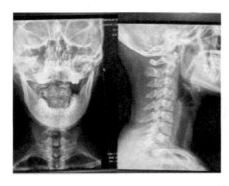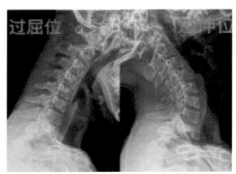

治疗前

无治疗后影像。

三联疗法治疗方案

针刺选穴：百会、天柱（双）、颈百劳（双）、肩井（双）、脾俞（双）、肾俞（双）、内关（双）、中脘、气海、关元、足三里（双）。

问答

问：为什么颈椎稳定了，气色也变好了？

答：气色是指人的面色、神态。从现代医学角度，当颈椎恢复稳定时，颈项部骨质、肌肉、筋膜、神经、血管等解剖结构稳定，头面部血供充足，则面色容润有光泽；疾病愈，则心情佳，因而神态灵动。祖国医学认为，"现乎色而发乎气，是为气色"。"气"为"色"之根，"色"为"气"之苗。好的"气"与"色"，最重要是有神。

问：小 Y 平时该怎么保养？

答：①以静为主，辨证锻炼。小 Y 颈椎动力位提示颈椎不稳定。颈椎不稳定人群的颈椎保养应以静为主，嘱患者多头部 45° 静止望天。忌摇头晃脑，忌频繁扭头。

②功能锻炼，既病防变。小 Y 平时可以多做"头手对抗"及"好医生颈椎保健操"的锻炼，以增强肌肉力量，提高椎体稳定性。

⑫ 街舞孩童的康复路

主诉

反复头晕头痛，伴恶心欲吐 9 月余。

诊断

西医诊断：颈椎不稳定

中医诊断：眩晕（脾胃虚弱证）

病史及诊疗经过

Monesy，10 岁，近九个月以来，反复头晕头痛，伴恶心欲吐，晨起时症状明显。家长十分担心便带他到多家医院就诊，最初怀疑是鼻窦炎，就诊行 CT 检查后却无异常。这令家长十分疑惑，经同班同学的家长介绍来到我科寻求治疗。查体可见：Monesy 的颈椎生理曲度存，颈肩部肌肉稍僵硬、轻压痛，旋颈活动受限，旋颈试验（+），臂丛神经牵拉试验（−）。舌淡，苔薄白，脉弱。经过检查，发现 Monesy 的颈椎在过伸位下存在明显不稳，因此诊断为"颈椎不稳定"。

经过了解得知 Monesy 平时喜欢用甩头来缓解颈部僵硬，且热爱街舞，不论劳累与否，仍然坚持练舞，这些激烈的动作对颈椎不稳定的 Monesy 来说无疑是雪上加霜。我们为其行针刺治疗，并嘱咐他回家做"颈椎抗阻运动""靠墙踮脚尖运动"的功能锻炼，希望增强患者的颈部肌肉力量，以恢复颈椎稳定性。

半年后，Monesy 复诊时自诉头晕、头痛症状消失，就连脖子也不痛了，希望能复查一下颈椎片，查看颈椎不稳定的情况是否已有所改善。出乎大家意料的是，Monesy 颈椎不稳定的情况有了大幅改善，尤其是在过伸位下。

治疗效果

◆ 症状与体征

头晕、头痛、恶心欲吐未再发作。

◆ 治疗前后影像学对比

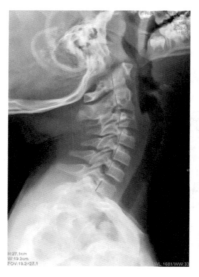 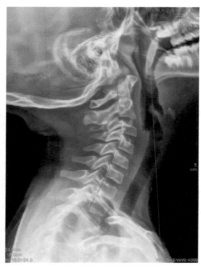

治疗前　　　　　　　　　　　　　治疗后

三联疗法治疗方案

针刺选穴：风池（双）、天柱（双）、颈百劳（双）、脾俞（双）、胃俞（双）、曲池（双）、内关（双）、中脘、足三里（双）、阳陵泉（双）。

问答

问：为什么学龄期儿童会出现颈椎不稳定？

答：进入学龄期的孩子，因学习任务繁重而长期伏案读书、写字，导致颈肩肌肉痉挛，韧带过度牵拉，加之学龄期的孩子缺乏体育锻炼、偏食、厌食，导致肌肉及韧带力量薄弱，不能很好地固定和支撑颈椎，从而使其颈椎力学结构发生变化。此外，不正确的生活姿势，如歪着身体写字、趴着看书、窝在沙发上看手机、用力甩脖子等，加速颈椎的退变，引起颈椎失稳。

问：当儿童的颈椎出现问题，可能会有哪些表现？

答：主要表现为颈项部疼痛、旋颈受限、头晕、头痛、视力模糊、两眼发胀、干涩、耳鸣、耳堵、吞咽困难、平衡失调、心动过速、心慌、胸部紧束感、不自主眨眼、注意力不集中、记忆力下降等。

问：小朋友平时应该怎么做？

答：一是远离手机、电脑等电子产品。二是学习时，应每隔45分钟就站起来活动一下身体，让疲劳的脊椎得到休息。三是家长可每日抚摩小朋友的脖颈，帮助小朋友放松。另外，局部热敷及热水冲洗都有很好的舒缓颈背部肌肉紧张的效果。四是进行适量的体育锻炼。

⑬ 调皮的寰枢椎

主诉

反复头晕目眩2年。

诊断

西医诊断：寰枢关节半脱位

中医诊断：眩晕（痰湿阻络证）

病史及诊疗经过

黄女士，55岁，两年来时常头晕目眩，甚则天旋地转、恶心，劳累、久坐后加重，生活和工作受到严重影响。黄女士曾三次于各大医院住院治疗，完善颅脑、前庭系统等检查未见异常，予中西医对症治疗未见明显改善。机缘巧合之下，黄女士来到我们诊室。查体可见：黄女士寰椎横突压痛明显。舌暗红，苔厚腻，脉弦滑。X线片提示：寰枢椎关节间隙明显不对称。

采用三联疗法治疗一次后，黄女士自诉眩晕症状已经有所缓解。坚持一个月（一周一次）的疗程系统治疗，其头晕目眩症状完全消失了，随访四月余未再复发，日子也过得更有滋味了。复查颈椎片，提示寰枢椎关节间隙较前对称。

治疗效果

◆ 症状与体征

头晕未再复发。

◆ 治疗前后影像学对比

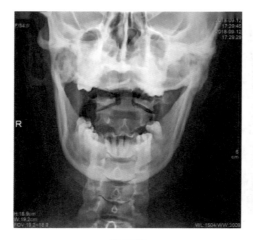 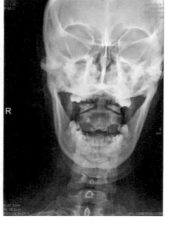

　　　治疗前　　　　　　　　　　治疗后

三联疗法治疗方案

①锤正定位：将复位铲锚于寰椎横突处。

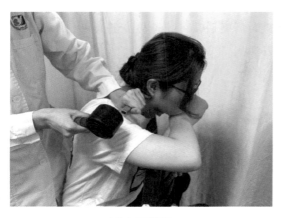 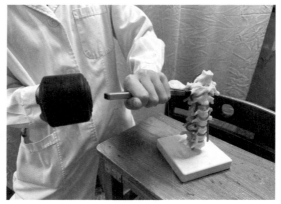

　　　真人示意图　　　　　　　　　模型示意图

②针刺选穴：百会、四神聪、完骨（双）、风池（双）、翳风（双）、天牖（双）、颈百劳（双）、肩井（双）、大杼（双）。

③中药：柴胡 15 克、当归 10 克、白芍 15 克、白术 15 克、茯苓 15 克、干姜 10 克、薄荷 6 克、炙甘草 6 克、半夏 15 克、化橘红 15 克。

问答

问：什么是寰枢关节半脱位？

答：寰枢关节半脱位又称寰枢关节旋转半脱位，是指由于轻微外伤、感染、发育异常、不良姿势等，寰椎横韧带松弛，寰枢关节骨性结构的对合关系超出正常范围，但未达到完全脱位的程度，上颈段脊神经、脊髓受压的一种病症。又称"寰枢关节失稳症"，属于中医学"骨错缝""筋节伤"范畴。

问：寰枢关节半脱位会有哪些临床表现？

答：①旋转绞锁固定症。表现为颈部僵直、疼痛，活动受限，尤以旋转活动受限为明显，又称知更鸟头位。②椎－基底动脉缺血症。脑组织从颈内动脉及椎动脉获得血液供应，当寰枢椎半脱位时，一方面椎动脉受到牵拉、挤压和扭曲，另一方面椎动脉周围的交感神经受刺激而反射引起椎动脉痉挛，致使椎动脉血流减缓。如迷路缺血则出现眩晕耳鸣等症状；大脑缺血则导致失眠、多梦、记忆力减退、恶心呕吐、视物不清等症状。③ C_2 脊神经受刺激征。由于寰枢椎之间没有椎间孔，C_2 脊神经从寰椎后弓与枢椎弓板之间穿出，当寰枢椎半脱位时，此神经极易受到挤压而发生炎症、水肿和变性，而该神经的感觉支广泛分布至颈枕部、颅顶、耳后等处皮肤，因此可引起头痛、颈项强痛、肌肉痉挛、压痛等症状。④颈髓受压症。寰枢关节半脱位严重时齿突后移可压迫后方的脊髓，影响上运动神经元传导通路，导致四肢无力、步态不稳等症状。

临床上，要注意与落枕、颈部外伤、梅尼埃病、血管紧张性头痛、偏头痛等疾病相鉴别。

问：寰枢关节半脱位的锤正疗法需要注意些什么？

答：锤正疗法对寰枢关节半脱位有非常好的疗效，甚至可以起到立竿见影的效果。由于寰枢关节附近是重要神经血管聚集地，同时也是延髓生命中枢所在地，因此对运用锤正手法治疗的医生要求较高，医生要非常熟悉寰枢关节解剖结构，同时手法治疗要求"稳、准、轻、巧"，切忌暴力扭转导致医源性损伤。

⑭ 七子之哥：寰枢椎

主诉

反复颈痛、伴左侧头痛 1 年余。

诊断

西医诊断：颈椎病（颈椎反弓、寰枢关节错位）

中医诊断：项痹（痰湿阻络证）

病史及诊疗经过

梁某，女，26岁。近一年余无明显诱因出现反复颈痛、左侧头痛，易疲倦，时有头晕，呈昏沉感，头转动时可闻及弹响声，眠差，纳一般。查体可见：左侧寰椎横突压痛，头屈伸、旋转等无明显异常。舌淡，苔白厚，边有齿痕，脉缓。张口位 X 线片提示：寰枢椎两侧块距离不对称，呈左宽右窄，考虑寰枢椎向右旋转移位。侧位片提示：颈椎反弓。

经过三联疗法一个治疗疗程后，梁女士自诉颈痛、左侧头痛明显缓解，疲倦感减轻。复查 X 线片提示：寰椎两侧块距离基本对称；颈椎生理曲度恢复正常。

治疗效果

◆ **症状与体征**

头颈痛明显好转。

◆ **治疗前后影像学对比**

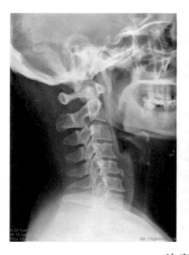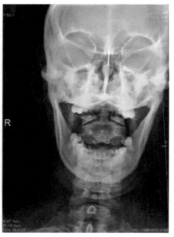

治疗前

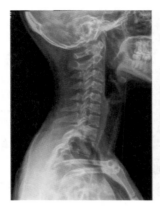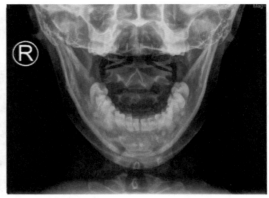

治疗后

三联疗法治疗方案

针刺选穴：风池（双）、天柱（双）、颈百劳（双）、肩井（双）、曲池（双）、内关（双）、中脘、丰隆（双）、解溪（双）。

问答

问：为什么梁女士会容易疲倦？

答：一方面，根据梁女士的临床症状、体征及辅助检查，可以知道梁女士的寰枢椎向右旋转移位致左侧椎动脉、神经牵拉卡压，从而大脑供血、供氧不足，因此表现为头痛、头晕，呈昏沉感、疲倦感；另一方面，反复颈痛也影响梁女士的睡眠质量，间接加重疲倦感。

问：容易疲劳等于慢性疲劳综合征吗？

答：不完全等于。人们可能因为多种原因出现疲劳，如精神或药物因素、缺乏运动、肥胖、内分泌失调、睡眠不足、缺锌等；而慢性疲劳综合征是一种以疲劳为主症，伴有记忆力下降或注意力不集中、咽喉肿痛、淋巴结肿大、肌肉酸痛、无红肿的关节疼痛、新发头痛、休息不能缓解的疲劳、运动后的疲劳持续超过 24 小时等四种以上临床症状，而影响日常生活的临床综合征，且时间持续六个月以上。

⑮ 地产经纪人的感谢信

主诉

颈肩部不适、伴一侧头痛头晕 8 月。

诊断

西医诊断：颈源性头痛

中医诊断：项痹（气滞血瘀证）

病史及诊疗经过

某天，一脸愁容的谢女士来到我们的诊室，自诉被反复发作的头痛折磨，辗转于多处治疗，却仍未见好转。细问才知道，原来谢女士由于工作关系长期低头使用手机，逐渐出现了颈肩部不适、一侧头痛头晕，以头痛为主，已经严重影响其生活及工作。查体可见：颈椎生理曲度稍变直，颈肩部肌肉稍僵硬、压痛，活动受限，旋颈试验（－）。舌暗，苔薄白，脉弦。X 线片检查结果提示：①枢椎齿状突与寰椎侧块间隙不对称，呈现出左宽右窄；② C_3/C_4 椎间孔变窄；③颈椎失稳。

明确了头痛的病因在颈椎后，予以三联疗法治疗。定点锤正复位以纠正关节错位，配合针灸、中药行气活血，疏经通脉。经过两次的治疗，谢女士一改首诊时的愁容，开心地说头痛症状已基本缓解。

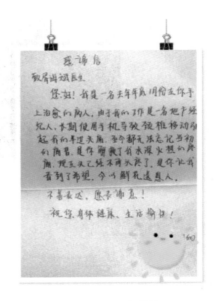

谢女士手写感谢信

治疗效果

◆ 症状与体征

头痛基本缓解，颈肩部不适、头晕明显改善。

◆ 治疗前后影像学对比

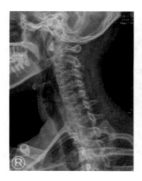 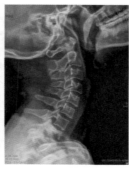 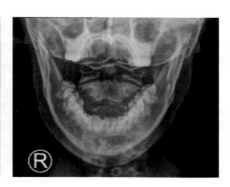

治疗前

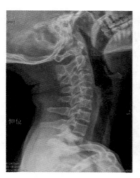 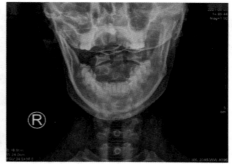

治疗后

三联疗法治疗方案

针刺选穴：风池（双）、天柱（双）、肩井（双）、肩中俞（双）、肩外俞（双）、膈俞（双）、曲池（双）、合谷（双）、悬钟（双）。

问答

问：为什么谢女士只治疗了两次，头痛就可以基本缓解？

答：诊断准确是治疗的第一步，结合谢女士的病史、临床表现、体征和辅助检查，诊断其为"颈源性头痛"。根据颈源性头痛的致病机理，三联疗法首先纠正颈椎生理曲度，解除神经卡压，从而迅速缓解头痛；其次通过针灸、中药行气活血，疏经通脉，配合肌肉锻炼加强颈部肌肉力量稳固脊柱，从而很好地预防头痛复发。

问：颈源性头痛是什么？

答："颈源性头痛"的概念由 Sjaastad 等人首次提出，后逐渐被临床医生重视。颈源性头痛临床上主要表现为头痛、眼花、耳鸣、眩晕、颈部疼痛等，其中头痛为多发症状，约占 70%，可为单侧或双侧头痛（双侧交替发作的单侧头痛），症状发作或加重的时间从数小时到数周不一，以女性多见。早期多有枕部、耳后部、耳下部不适感，以后转为闷胀或酸痛感，逐渐出现疼痛。这主要是由于颈部的过伸、过屈或旋转对寰枕和寰枢关节之间的 C_1、C_2 神经根产生压迫或牵拉造成慢性头痛，长期的慢性刺激产生慢性水肿等病理改变和病理损伤会导致头痛反复发作。在临床中，颈源性头痛要注意和偏头痛、紧张性头痛、丛集性头痛相鉴别。

目前常应用颈源性头痛国际研究组 CEH 诊断标准进行诊断，如果经常头痛，并怀疑自己头痛与颈椎有关，不妨看看是否满足以下叙述：

颈源性头痛自查表

1. 头部症状来源于颈部	a. 颈部的活动、颈部（连续）的后倾和 / 或枕部或高位颈部的按压可诱发头痛
	b. 颈部活动受限
	c. 患侧的颈部、肩部或上肢呈非根性疼痛
2. 局部阻滞阳性反应	
3. 单侧头痛	

存在 1a+2 症状即可基本诊断为颈源性头痛；若无，1b+1c+2+3 也可诊断为颈源性头痛。当然，临床中也有不少颈源性头痛表现为双侧头痛，具体诊断建议听取专科门诊医生意见。

⑯ 关键一锤

主诉

反复颈肩酸胀伴头晕 2 年余。

诊断

西医诊断：颈椎不稳定（寰枢关节错位，C_3、C_4 椎体后移，C_7 椎体前移）

中医诊断：项痹（气滞血瘀证）

病史及诊疗经过

2018年11月14日，黄先生前来就诊，自诉颈部僵硬、活动不利，伴有头晕，呈沉重感。黄先生触诊发现：颈椎生理曲度存，颈肩部肌肉僵硬、压痛，旋颈试验（＋），臂丛神经牵拉试验（－），舌暗红，苔薄黄，脉弦。X线片提示：① C_3、C_4椎体后移，C_7椎体前移，颈椎不稳；②枢椎齿状突与寰椎两侧块距离不对称，呈左宽右窄改变。

根据黄先生的颈椎情况，结合症状、体征、影像学检查三步定位法，针对寰枢椎、C_3、C_4、C_7的不同错位特点进行定点锤正，并配合针灸治疗。治疗两个疗程后，黄先生颈肩酸胀较前明显缓解，头晕未再发作。从治疗前后影像学对比图可以看出，颈椎生理曲度恢复正常；寰枢关节间隙左宽右窄较前改善。

治疗效果

◆ 症状与体征

头晕消失，颈肩部不适明显改善。

◆ 治疗前后影像学对比

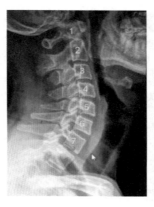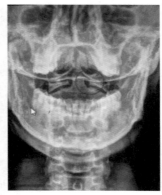

治疗前

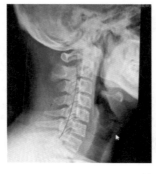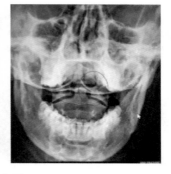

治疗后

三联疗法治疗方案

针刺选穴：百会、四神聪、风池（双）、天柱（双）、颈百劳（双）、肩井（双）、肝俞（双）、膈俞（双）、列缺（双）。

问答

问：三联疗法对黄先生的颈椎病起到哪些作用？

答：黄先生颈椎情况比较复杂，椎体前移、后移同时存在，椎体连续性差；寰枢椎间隙不对称，左宽右窄，考虑寰枢椎向右旋转移位。颈椎病在临床上并不罕见，但是很多患者在一般手段治疗后，症状虽有好转，但容易复发。这其实和颈椎治疗没有把椎体错位的问题解决有关。我们正骨和整脊总是在强调一种微妙的变化，即生理曲度尚未完全恢复之前，可以给神经根留足空间，给其一个喘息的机会，那么脊柱病的症状就会迎刃而解。经过定点锤正，可逐步矫正颈椎骨关节错位，改变椎体相对位置，解除因椎间盘突出、椎管狭窄、骨质增生及椎体位移引起的神经血管压迫症状，有效改善损伤部位微循环。

问：当临床症状痊愈，但影像学报告仍提示寰枢侧块间隙不对称，还需要继续治疗吗？

答：当症状痊愈，则不需要为了单纯恢复影像学的正常而继续治疗。中医认为，人体是动态平衡的，一气周流，升降回环，如环无端，形成良好的循环，而良好的循环可以使人体增加能量，故中病即止。但如果症状再次出现，还是需要及时就医。

⑰ 舌头麻的难题，锤正也给解决了

主诉

左侧颈肩臂疼痛，伴舌麻耳鸣3年余。

诊断

西医诊断：颈椎不稳定（寰枢关节不稳，C_2、C_3椎体稍后移）

中医诊断：项痹（气血不足证）

病史及诊疗经过

2022年10月，乔某前来就诊，自诉时有左侧颈肩酸痛，肩臂有凉、麻感，偶有头晕、耳鸣，最奇怪的是舌头也会麻，充分休息后未见缓解。其曾至外院检查，已排除心脑血管疾病，也做了很多对症治疗，但还是反复发作。查体可见：颈肩肌肉较僵硬，旋颈活动稍受限。舌淡，苔薄白，脉细。X 线片提示：①颈椎退行性改变，拟 $C_4 \sim C_5$、$C_5 \sim C_6$ 椎间盘变性；② C_2、C_3 椎体稍后移，拟颈椎不稳；③枢椎齿状突与寰椎两侧块距离不对称，呈左宽右窄改变，拟寰枢关节不稳。

经过一个疗程的锤正 + 针灸治疗后，乔某不仅左手麻木疼痛、颈痛、耳鸣的症状消失了，困扰多年的舌头麻的情况也有了缓解，生活质量得到了很大改善，这让乔某非常开心，复诊时主动要求复查了颈椎片，留下了珍贵的 X 线片对比资料和影像视频。

治疗效果

◆ 症状与体征

左手麻木疼痛、颈痛、耳鸣等症状消失，舌麻较前缓解。

◆ 治疗前后影像学对比

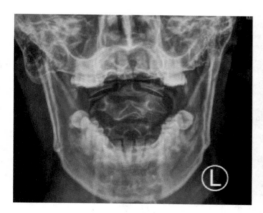 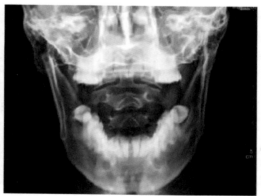

| 治疗前 | 治疗后 |

三联疗法治疗方案

针刺选穴：风池（双）、天柱（双）、脾俞（双）、肾俞（双）、曲池（双）、三阴交（双）、悬钟（双）、太溪（双）、气海、关元。

问答

问：为什么针对颈椎做治疗也能改善舌麻？

答：这主要与舌咽神经相关，舌咽神经出颅后先在颈内动、静脉间下降，然后呈弓形向前，经舌骨舌肌内侧达舌根。除心脑血管疾病外，颈椎发生错位、旋转，引起颈部肌肉紧张，从而刺激血管、神经，当分布于颈部的舌咽神经受到刺激时，则会出现舌麻，当颈椎错位纠正、颈部肌肉紧张缓解时，舌麻自然就缓解了。

问：**除颈椎病外，哪些原因可以导致舌麻？**

答：①药物如庆大霉素、链霉素、柴胡、天南星、制附子、细辛等服用后可能导致舌头发麻；②食物如花椒、菠萝等，有些人比较敏感，食用后可能会出现较长时间的舌麻；③脑血管疾病如缺血性脑卒中，因为脑血管急性阻塞，引起大脑缺血、缺氧，从而影响脑神经，出现舌头麻木，除此以外，一般还会伴有头晕、视力模糊、言语不清、肢体无力等症状；④血流循环差所致，血液黏稠，血流变慢，导致局部血流不畅出现感觉异常。

问：**为什么会出现寰枢关节不稳/紊乱？**

答：引起寰枢关节不稳/紊乱的原因主要有三个：长期的慢性劳损、运动损伤以及咽喉部的感染与炎症刺激。

⑱ 一来月经就头痛得厉害，三联疗法来解决！

主诉

颈部疼痛、活动受限半月。

诊断

西医诊断：①颈椎病（寰枢关节错位）；②经前头痛
中医诊断：①项痹；②头痛（气滞血瘀证）

病史及诊疗经过

Y 女士，47 岁。半月前睡醒后突发颈部剧烈疼痛，伴头部扭转活动困难，故前来就诊。查体可见：颈椎生理曲度存，枕下肌群紧张、压痛，颈部活动受限。舌质暗，苔薄白，脉弦。自诉既往反复头痛十余年，每次月经前头刺痛明显，发作时多数为后枕部疼痛，疼痛持续四天后逐渐消失。

在经过五次三联疗法治疗后，Y 女士颈痛伴经前头痛症状消失，没想到的是，此疗法同时还治好了她多年来的头痛！复片见寰椎错位明显好转。

治疗效果

◆ 症状与体征

颈痛、经前头痛缓解。

◆ 治疗前后影像学对比

寰椎关节错位好转。

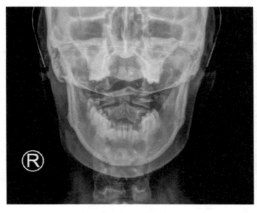
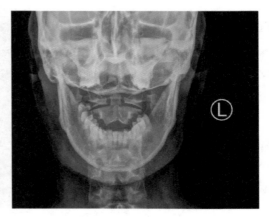

治疗前　　　　　　　　　　　　　　治疗后

三联疗法治疗方案

①锤正定位：将复位铲锚于寰椎横突处。

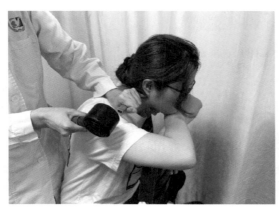
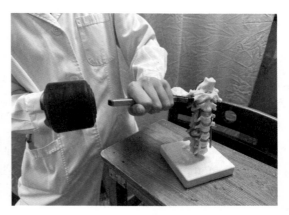

真人示意图　　　　　　　　　　　　模型示意图

②针刺选穴：百会、四神聪、完骨（双）、风池（双）、翳风（双）、天柱（双）、颈百劳（双）、大杼（双）、膈俞（双）、合谷（双）。

③中药：柴胡 15 克、当归 10 克、白芍 15 克、白术 15 克、茯苓 15 克、生姜 5 克、大枣 10 克、薄荷 6 克、炙甘草 6 克。

问答

问：为什么头痛和经期有关？

答：西医学上把经行头痛称为经期综合征或经前期紧张综合征，认为其发生主要和女性经期体内激素变化有关，月经期间女性会分泌大量的雌激素，雌激素会刺激泌乳素的产生，泌乳素又进一步刺激前列腺素的生成，从而会引起经期的各种疼痛症状。祖国医学认为，妇女每于经期或经行前后出现头痛难忍而经后消失者，称为经行头痛，古称"经行辄头痛"。经时血注冲任，致脑失所养；或情志所伤，肝气郁结，气郁化火，经前冲气偏旺，气火上扰清窍；或气血瘀滞，临经血欲下达，但脉络不通，阻塞清窍；或脾虚痰湿内停，痰湿阻络，均可导致经行头痛。经行头痛的总病机为气血不足，精血亏损。

问：为什么临床中女性颈椎病患者越来越多？

答：①生理结构。在当下的审美影响下女性以细长脖子为美，颈部肌肉相对薄弱，颈椎骨质结构稳定性较差。②着装习惯。如穿高跟鞋会使人的重心过度前移，造成骨盆前倾，使得脊柱弯曲增大，椎骨间的接触面变小，椎骨的压力增大，从而出现或加重损伤；单肩包的流行使女性双颈肩力量不平衡等。③孕期和更年期激素变化。孕期孕激素水平急剧上升，容易导致颈部韧带、肌肉松弛，关节稳定性减弱，更容易出现颈椎错位；更年期体内雌激素分泌下降，出现骨质疏松、椎间盘水分减少，导致肌肉韧带相对松弛，颈椎稳定性降低。④家务劳作。当代很大部分女性仍然承担着"家务承包商"的角色，且秉承着"做事做彻底"的原则，一番苦干之后却发现肩颈僵硬、酸痛、手臂麻痛、头晕头痛等。

⑲ 颈部无力伴头痛治疗之后

主诉

颈部无力，伴后头痛1月。

诊断

西医诊断：颈椎病
中医诊断：项痹（气滞血瘀证）

病史及诊疗经过

2018年4月3日，17岁的陈同学因"颈部无力，伴后头痛"前来就诊。自诉因长时间低头等不良生活习惯而出现颈部不适、脖子无力，后头部阵发性头痛，严重时还影响睡眠。查体可见：颈椎生理曲度存，项部肌肉松弛无力，颈部活动无明显受限，旋颈试验（−）。舌质暗，苔薄白，脉弦。治疗前行 X 线片检查提示：颈椎生理曲度稍直；动力位示 C_3、C_4、C_5 椎体轻度移位，符合椎体不稳。

因陈同学在国外读书，所以只能利用暑假时间进行治疗，其间采用三联疗法，经过两个暑假的断续治疗，陈同学颈部不适感大大缓解，脖子也感觉有力了，头痛基本治愈，睡眠恢复正常。

2019 年 12 月 26 日陈同学再次就诊，自诉出现颈部不适感、头痛，甚至仰头时出现头晕症状。询问复发原因，陈同学回忆大概与国外的寒冷天气、学业忙碌失于颈椎养护锻炼有关。于是一方面继续采取三联疗法治疗，另一方面特别叮嘱其要注意颈椎的保暖，避免长时间低头，做适当抬头动作（平视角度为主），更换枕头床垫，调整睡姿等。经过四个疗程的治疗，其上述症状基本消除。

2020 年 6 月 12 日再次复查 X 线片提示：① C_2、C_3、C_4 椎体轻度后移现象基本消除，且过伸曲度变小；②张口位枢椎齿状突与寰椎两侧块距离趋向等宽。与 2019 年 12 月 26 日 X 线片对比显示，颈椎结构有明显改善。

治疗效果

◆ 症状与体征

初次就诊后颈部无力感、头痛基本缓解，睡眠明显好转，后因养护不当病情加重，再次接受治疗，配合养护后症状明显改善并稳定。

◆ 治疗前后影像学对比

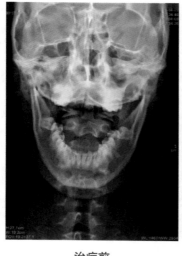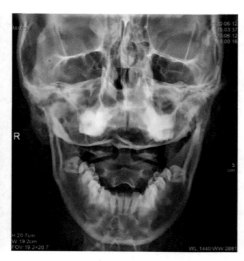

治疗前　　　　　　　　　　治疗后

三联疗法治疗方案

针刺选穴：风池（双）、天柱（双）、颈百劳（双）、肩井（双）、肩中俞（双）、肩外俞（双）、膈俞（双）、曲池（双）、悬钟（双）、昆仑（双）。

问答

问：陈同学一年后重新出现不适症状的原因是什么？

答：①患者因在国外读书，受当地寒冷天气影响，平时未注意颈部的保暖。颈椎受凉后可以引起肌肉的收缩，加重肌肉痉挛和疼痛，使炎症物质渗出积聚，影响颈椎的稳定性。②睡觉的床垫过于柔软，形成不良睡姿。不良的睡姿容易导致颈椎损伤、错位、颈椎侧弯等现象。③频繁的抬头动作，且抬头角度偏大，加重了颈椎椎体的后移。

问：已经接受了三联疗法，还有必要进行养护吗？

答：颈椎病作为一种慢性疾病，本身在临床上就非常容易复发。所以患者在患有颈椎病之后，及时寻求专业治疗的同时，应该将养护和康复贯穿整个治疗过程，治养相结合，不仅能加快病情的恢复，也能减少病情的复发。本例患者即因治疗后养护不当导致疾病复发。"三分治，七分养"，养护在颈椎病的治疗中是相当重要的一环！

问：颈椎不稳可以选择什么样的枕头呢？

答：建议选择记忆海绵、乳胶一类回弹性好的枕头，这种类型的枕头塑性比较好，让你适应一个正确的颈椎姿势，枕头高度约为一拳高。

第六章

颈型颈椎病医案

肩颈酸痛早重视

主诉

肩颈酸痛 1 月。

诊断

西医诊断：颈型颈椎病

中医诊断：项痹（痰湿阻络证）

病史及诊疗经过

陈同学，男，17 岁。2018 年末来诊，自诉近一个月出现肩颈酸痛，头重如裹，上课注意力不集中，无法进行体育运动，胃口近来也变差，进食后常有饱滞感，影响正常生活和学习。查体可见：椎旁肌、胸锁乳突肌有明显压痛，颈部的主被动活动均受限。舌暗红，苔厚腻，脉弦滑。X 线片提示：颈椎前后过屈、过伸位皆有错位。根据陈同学的情况，给予定点锤正治疗与康复锻炼指导。

2020 年中，陈同学复诊诉颈肩不适症状大有改善。复查 X 线片结果显示，颈椎动力位过屈、过伸位恢复正常。

治疗效果

◆ 症状与体征

肩颈酸痛明显改善。

◆ 治疗前后影像学对比

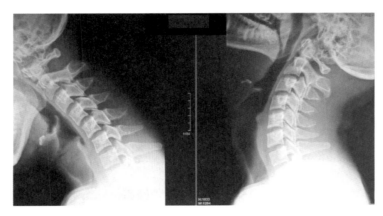

治疗前

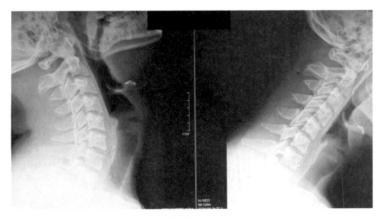

治疗后

【三联疗法治疗方案】

　　针刺选穴：颈夹脊、风池（双）、支正（双）、外关（双）、列缺（双）、后溪（双）、合谷（双）、丰隆（双）、昆仑（双）。

【问答】

　　问：为什么陈同学年纪轻轻就出现颈部劳损？

　　答：现在很多青少年经常长时间玩游戏、低头学习，使颈椎长时间处于屈曲状态，关节、韧带、椎间盘遭受长期的负荷，颈椎间盘内部压力增高，颈部肌肉长期处于非协调的受力状态，从而损伤颈椎。同时，玩游戏、学习的时间长了，往往容易忽视体育锻炼，青少年的骨骼、肌肉生长尚未完全定型，缺乏锻炼容易使肌肉、韧带、关节囊出现松弛和劳损，从而影响到颈椎的稳定性。抑或是睡眠姿势不正确，如长时间头歪向一侧俯卧睡觉，会使颈项部肌肉和韧带长时间处于扭曲状态。

问：为什么颈椎错位会出现肩颈部酸痛？

答：椎体错位直接卡压旁边的软组织，使其变厚变硬，进而使经络不通、气血受阻，就会引起疼痛问题。颈椎与肩关节之间通过肌肉和韧带相连接，例如斜方肌、肩胛提肌等，来促进颈部和肩部的共同协作。颈椎椎体的错位牵拉肌肉，会使肌肉为了适应颈椎不平衡的状态而发生改变，长此以往，会导致肩颈部肌肉劳损，出现肩颈部疼痛不适。

问：陈同学能否使用正骨、牵引等方式改善颈椎错位的情况？

答：颈椎失稳时椎体的稳定性极差，在外力干预下椎体极易产生关节滑动从而刺激颈部的神经和血管，所以不稳的颈椎应慎重使用正骨等手法治疗。频繁正骨或不当的手法会加重颈椎失稳，破坏原本就处在不稳定状态下的椎体平衡，有可能导致更多的症状和更严重的后果。颈椎失稳时过度进行牵引康复会让本来就失稳的椎体受到上下的反向力而造成关节间隙增大，原本受损的肌肉韧带在这样的情况下进一步松弛，从而加重症状。因此，此类患者要谨慎地使用正骨、牵引等手法。而锤正疗法为了避免加重患者颈椎不稳的病理状态，在复位时会根据患者颈椎错位情况的不同而采取某些特定的体位去进行锤正，如此名患者过伸位颈椎不稳，因此嘱患者俯卧、仰头使颈椎呈过伸位时进行锤正疗法，精准的定位锤正相比大幅度大范围的正骨、牵引方法更具有安全性，对疾病的治疗及预后也更加有效。

问：陈同学在日常康复训练方面需要注意什么？

答：陈同学的颈椎动力过屈、过伸位都发生错位的情况，所以他最大限度只能做到微微 45° 抬头、微微 45° 低头，不能仰头超过 45°，不能做双下巴状的收下巴，走路的时候不能看自己的鞋子，等等。平时要避免极限位的动作（包括米字操、游泳等），这极易使关节卡顿在极限处无法正常复位，导致频繁来回滑动，从而产生对神经血管的刺激，造成更严重的症状。另外由于椎间关节处于不稳定状态，这种情况下应当尽量避免震荡类锻炼，如打羽毛球、跑步等跑跳类运动，平时也应避免骑车通过颠簸的路段，杜绝因为震荡产生的椎体错位。所以在康复中应该避开此类动作，经过治疗后，颈椎的稳定性恢复正常状态时，才可进行一些保健操等功能锻炼，避免复发。

第七章

神经根型颈椎病医案

① 曲折看病路

主诉

右手手指疼痛、麻木 2 月余。

诊断

西医诊断：神经根型颈椎病

中医诊断：项痹（气滞血瘀证）

病史及诊疗经过

2017 年，陈先生第一次来就诊，自诉两个月前开始出现右手手指疼痛、麻木，每天晚上被痛醒，去香港当地社区医院看病，服用医生开的止痛药后效果不甚理想。右手指麻木疼痛难忍，并向手臂、颈部放射，对工作生活产生了严重的影响。

在亲戚的介绍下陈先生来到了我科门诊。了解陈先生病情之后，查体可见：颈部生理曲度稍变直，颈部肌肉稍紧张，右侧为甚，右侧旋颈试验（＋）。舌质暗，苔薄黄，脉弦。颈椎片提示：颈椎出现明显的反弓，在 C_6 和 C_7 之间有明显的骨质增生，C_6 椎体轻度后移。

根据陈先生的情况，采用三联疗法，本想多治疗几次以巩固疗效，但是因为工作原因，陈先生不得不赶回香港。没想到，第二天早上陈先生又出现在诊室门口。后来他告诉我们，前一日回去之后睡了两个月以来最好的一觉，醒来以后发现疼痛消失了，于是决定一大早赶过来再治疗一次，下午再赶回香港开会。于是又进行了一次针灸，配合穴位注射营养神经的药物，促进神经功能的恢复，他的手指麻木感也明显减轻。

◖ 治疗效果 ◗

◆ 症状与体征

右手手指疼痛、麻木减轻。

◆ 治疗前后影像学对比

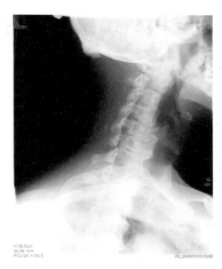

治疗前

无治疗后影像。

◖ 三联疗法治疗方案 ◗

①用脊柱定点锤正复位疗法，定位在 C_6，目标是让 C_6 向前移，使椎间孔的间隙增加，解除对颈神经根的压迫。

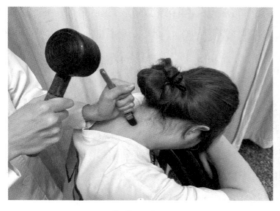
真人示意图

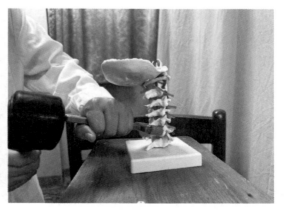
模型示意图

②用毫刃针松解，配合针灸放松颈部肌肉。

针刺选穴：风池（双）、膈俞（双）、肾俞（双）、外关（双）、后溪（双）、合谷（双）、三阴交（双）、悬钟（双）。

③中药以活血化瘀、理气通络为法，予活血止痛汤加减。

问答

问：为什么陈先生会出现晚上被痛醒的情况？

答：陈先生颈椎出现反弓，C_6 椎体轻度后移，并在 C_6 和 C_7 之间有明显的骨质增生，以致神经根卡压，出现右手麻痛；而躺下睡觉的时候，颈部没有合适的枕头承托，颈部肌肉不能得到很好的放松，加重颈椎错位的情况，压迫颈神经根，所以晚上一睡觉就被痛醒。

问：为什么颈神经根被压迫会出现手麻、疼痛？

答：手指的感觉神经是受颈段脊髓分出神经根支配，颈椎病患者会发生一系列的病理变化，对神经根造成刺激、压迫和牵拉，神经纤维组织受损，导致神经和周围组织反应性水肿、椎管的狭窄和粘连，引起感觉异常，降低了神经传导和支配的功能，导致手指麻木。

问：腕管综合征患者也会出现夜间被痛醒的情况，该如何鉴别？

答：（1）神经根型颈椎病疼痛呈放射性，从颈肩部向远端放射，患者同时有颈肩部、上肢及手指的麻木、疼痛，长时间低头或睡眠姿势不当时均可出现，与颈椎体位有关。臂丛神经牵拉试验及椎间孔挤压试验均可为阳性，颈椎 X 线检查可以看到退行性改变等，相应神经根孔狭窄，疼痛及感觉障碍范围广，若是颈椎病引起的，肌电图检查会提示颈神经受压。

（2）腕管综合征患者会出现手掌桡侧三个半手指麻木、疼痛、感觉异常，活动及甩手后减轻，引起腕痛、指无力、捏握物品障碍。常有夜间痛，手指压迫、反复屈伸腕关节或叩打腕部韧带后症状加重。病变严重者可发生大鱼际肌萎缩，拇对掌功能受限。屈腕实验阳性，臂丛神经牵拉试验及椎间孔挤压试验均为阴性，颈椎 X 线检查也无异常，肌电图检查会提示正中神经受压。

神经根型颈椎病与腕管综合征的鉴别很重要，二者均可引起手指麻木、疼痛，但治疗方式完全不同。二者也有可能同时存在，即同一个病人同时患颈椎病及腕管综合征，需要仔细区分、分别治疗才能取得良好疗效。

② 手麻，也有可能和颈椎相关

主诉

反复颈肩疼痛 9 年，加重伴双上肢麻木 3 年。

诊断

西医诊断：神经根型颈椎病

中医诊断：项痹（肝肾不足证）

病史及诊疗经过

Z 先生是一名办公室白领，就诊的九年前因长期伏案工作出现颈肩疼痛不适，起初自行贴敷药膏或稍作休息后症状可缓解，但随着时间的推移，长期伏案工作和不当的玩手机姿势使上述症状出现的频率增加，三年前甚至出现新症状——手麻，随后症状逐渐加重，甚至影响工作和睡眠。他因颈椎问题辗转各大医院寻求治疗，治疗后颈肩不适有所缓解，但仍反复发作。经朋友推荐，Z 先生来到胥主任门诊寻求进一步治疗。

我们查体可见：颈肩部肌肉僵硬、压痛，以右侧为甚，活动轻度受限，旋颈试验（－），右侧臂丛神经牵拉试验（＋），左侧臂丛神经牵拉试验（－），病理征未引出。舌红，少苔，脉弦。颈椎 DR 报告提示：颈椎生理曲度稍反弓；C_2 椎体前移，C_5 椎体后移；C_3/C_7 椎体边缘性骨质增生；C_4/C_5 与 C_6/C_7 椎间隙变窄；C_5/C_6、C_6/C_7 右侧椎间孔变窄；可见前纵韧带钙化征。颈椎 MR 报告提示：① C_5/C_6 椎间盘向右后方突出，右侧神经根受压；② C_3/C_4、C_4/C_5 椎间盘向后突出；③ C_6/C_7 椎间盘向后突出，压迫硬膜囊及双侧侧隐窝；④继发椎管狭窄。

结合症状、体征和影像学检查，考虑诊断为神经根型颈椎病。经过三联疗法三个疗程治疗后，Z 先生的症状明显好转。

治疗效果

◆ 症状与体征

肩颈疼痛、手麻明显好转。

◆ 治疗前后影像学对比

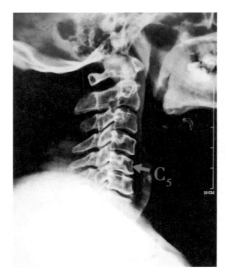 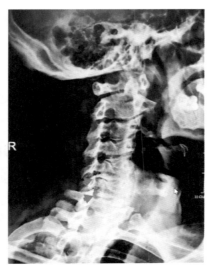

治疗前　　　　　　　　　　　　治疗后

三联疗法治疗方案

针刺选穴：风池（双）、颈夹脊（双）、肩外俞（双）、肝俞（双）、肾俞（双）、合谷（双）、后溪（双）、悬钟（双）。

问答

问：为什么颈部不适症状易反复发作？

答：久坐伏案工作和不良生活习惯会使颈部肌肉长期处于疲劳状态，不能得到及时的放松和调整，引起颈椎平衡失调，出现颈部不适和酸胀感。久而久之，颈部肌肉逐渐僵硬，椎间盘、肌肉及韧带等将长期受到重负荷；有的则使椎间盘内的压力增高，颈部肌肉受力不均，颈后部肌肉和韧带受牵拉出现劳损，肌力下降，椎体失稳，因而出现颈椎生理曲度异常甚至颈椎损伤，这是其一。其二，从生理角度出发，颈椎属于以灵活性为主的脊柱节段，为了符合其灵活性所需，颈椎肌群相对于其他部位（如以稳定性为主的腰椎）更为纤薄。

问：为什么锤正复位可以消除手麻症状？

答：锤正复位使 Z 先生颈椎椎体及小关节错位回正，改变椎体相对位置，解除因椎间盘突出、椎管狭窄、骨质增生及椎体位移引起的神经和血管压迫症状，即可消除手麻症状。

问：如果患者不及时治疗，后续病情会如何发展？

答：刚开始由于长期伏案工作和不良生活习惯，颈部肌肉和韧带受到牵拉出现劳损，导致颈椎生理曲度异常甚至颈椎损伤，只是出现颈肩部酸痛的症状。倘若不予以重视、不及时治疗，颈椎会再发生一系列病理变化，如压迫到旁边的神经和血管，会出现手麻、头晕、恶心呕吐等症状，甚则出现脊髓压迫的情况，进而导致步态不稳、双脚踩棉花感，严重时还可致双下肢瘫痪。因此，在早期发病时应该及时治疗，避免产生不可挽回的后果。

③ 巩固治疗保健康

主诉

颈痛伴右上肢麻木半年，加重 3 天。

诊断

西医诊断：神经根型颈椎病

中医诊断：项痹（气滞血瘀证）

病史及诊疗经过

2022 年 3 月 18 日，N 女士前来就诊，自诉半年前无明显诱因下出现颈部疼痛，伴右肩胛区疼痛、右上肢麻木，无头晕头痛。上述症状近三日加重。查体可见：颈椎生理曲度变直，颈肩部肌肉僵硬、压痛，旋颈试验（－），右侧臂丛神经牵拉试验（＋），左侧臂丛神经牵拉试验（－）。舌暗，苔薄黄，脉弦细。颈椎 MR 结果提示：C_6/C_7 椎间盘向右侧脱出，相应神经根受压。予三联疗法治疗一个疗程后，症状明显好转，后于门诊间断巩固治疗。

治疗效果

◆ 症状与体征

颈部、右肩胛区疼痛明显减轻。

◆ 治疗前后影像学对比

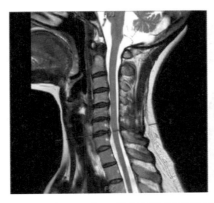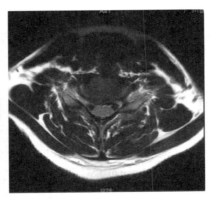

治疗前（2022 年 3 月）颈椎 MRI 提示：C_6/C_7 椎间盘脱出，相应节段脊髓受压

无治疗后影像。

三联疗法治疗方案

针刺选穴：风池（双）、颈夹脊（双）、颈百劳（双）、肩髎（右）、肩外俞（右）、天宗（右）、手三里（右）、养老（右）、合谷（右）。

问答

问：为什么 N 女士会出现右肩胛区疼痛？

答：C_6/C_7 椎间盘突出，压迫 C_7 神经根，主要表现为患侧肩胛内侧及胸部疼痛，并向前臂掌侧的远端至中指放射，且伴有中指的麻木，尺侧伸腕肌、肱三头肌以及桡侧屈腕肌的肌力减退，肱三头肌反射减弱或消失。N 女士的 C_6/C_7 椎间盘向右侧脱出，符合定位诊断，因此出现相应右肩胛区域的疼痛。

第八章

脊髓型颈椎病医案

① 不手术，突出的椎间盘也可不突出

主诉

颈部僵硬，伴下肢乏力 5 年。

诊断

西医诊断：脊髓型颈椎病（$C_3 \sim C_4$ 节段脊髓受压）

中医诊断：项痹（气血不足证）

病史及诊疗经过

朱女士，69 岁，2019 年外出游玩乘坐长途大巴后出现颈部僵硬伴牵扯感、颈部活动度减小、下肢无力、脚踩棉花感、行走不稳等症状，遂至我院骨科就诊。颈椎 MR 提示：C_3/C_4 椎间盘向后突出并向椎体后上下缘水平脱出，继发椎管狭窄，脊髓受压、变性。医生建议立即手术，朱女士和家人考虑到年龄、手术风险等因素，拒绝了手术治疗。后于五月份来诊，尝试通过保守治疗来改善症状。

朱女士第一次来到诊室，面色比较苍白，人也显得不太精神。查体可见：颈部肌肉僵硬、活动受限，旋颈试验（-），臂丛神经牵拉试验（-），Hoffmann 征（+/-），各肌腱反射未查。舌淡，苔白，脉细缓。朱女士表示知情并理解保守治疗可能存在的风险后，为其行针刺治疗。2020 年 8 月，经过一年多的治疗，朱女士颈部僵硬伴牵扯感、下肢无力、脚踩棉花感等症状较前明显改善。后间断行巩固治疗，2022 年 7 月 28 日复查颈椎 MR，显示突出部分已消失，各椎间盘状况较前缓解，椎管狭窄程度减轻。

治疗效果

◆ 症状与体征

颈部僵硬、下肢乏力明显缓解，行走自如。

◆ 治疗前后影像学对比

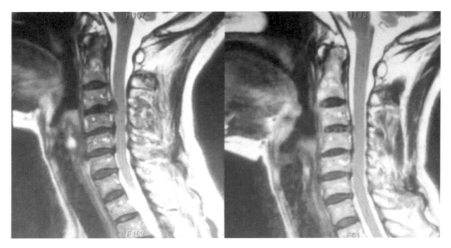

治疗前：C_3/C_4 椎间盘脱出　　　治疗后：C_3/C_4 椎间盘回纳

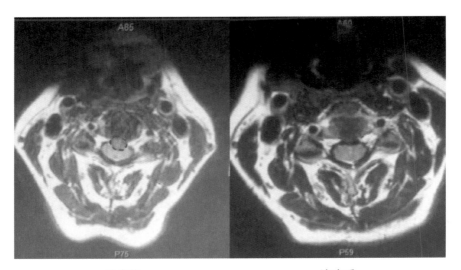

治疗前　　　　　　　　治疗后

三联疗法治疗方案

针刺选穴：四神聪、完骨（双）、天柱（双）、颈百劳（双）、大杼（双）、肝俞（双）、肾俞（双）、悬钟（双）、中脘、气海、关元、足三里（双）、阳陵泉（双）。

问答

问：脊髓型颈椎病会有哪些表现？

答：脊髓型颈椎病典型症状表现为：①一侧或双侧下肢麻木、沉重感，行走困难，脚踩棉花感。②一侧或双侧上肢麻木、疼痛、乏力，难以完成写字、持筷等精细动作。③部分患者会出现躯干部感觉异常，如胸部、腹部或双手有如皮带样捆绑感，称为"束带感"，亦可在躯干或者下肢出现烧灼感、冰凉感、蚁行感。④病情严重时，还会出现膀胱和直肠功能障碍，甚至出现排尿无力、尿频、尿急、尿不尽、尿失禁、尿潴留或排便障碍等症状。⑤部分患者会出现头晕症状。发病初期，常呈间歇性发作，久站、久行、劳累后出现，随着病情发展，可加重转为持续出现。脊髓型颈椎病起病隐匿，不同个体间差异较大，脊髓受损表现多种多样，其发展速度、趋势和转归各有差异，因此患者如有症状出现，应当立即前往医院就诊，以免错失最佳治疗时机。严重脊髓型颈椎病有致残的风险。

问：颈椎椎间盘突出了还能恢复吗？

答：颈椎椎间盘突出了是有可能被吸收的，在医学上被称为"椎间盘突出自发性重吸收"，是指椎间盘突出症患者未经手术治疗或侵入性治疗而发生的突出髓核自发性消失或明显缩小，但椎间盘突出的回纳机制尚未有确切定论。椎间盘突出自发性重吸收为椎间盘突出后采取保守治疗提供了可能性，也对手术治疗提出了更严格的适应证。但这不是否认手术的必要性，也不是把保守治疗神化，毕竟重吸收的概率是比较低的。

❷ 十年之苦

主诉

反复肩颈疼痛 10 年，伴右手麻木 1 年。

诊断

西医诊断：脊髓型颈椎病（C_4/C_5 节段脊髓受压）
中医诊断：项痹（气滞血瘀证）

病史及诊疗经过

2019 年 12 月，X 先生第一次来诊，自诉十年前无明显诱因下出现肩颈疼痛，曾至多家医院行正骨复位、针灸推拿等治疗，但肩颈疼痛仍然反复。近一年出现右手麻木，夜间侧卧时尤为明显，无头晕头痛。查体可见：颈椎生理曲度尚存，双侧肩颈肌肉僵硬、活动受限，臂丛神经牵拉试验（－）。舌暗，苔薄白，脉弦。颈椎 MR 提示：C_4/C_5 椎间盘突出，相应水平脊髓受压。结合病史、症状、体征，排除禁忌证后，采用三联疗法，坚持 2～3 次／月的治疗频率，X 先生肩颈疼痛、右手麻木症状逐渐缓解。2021 年 12 月，复查颈椎 MR 提示：C_4/C_5 椎间盘突出较前好转。

治疗效果

◆ 症状与体征

肩颈疼痛、右手麻木改善并稳定。

◆ 治疗前后影像学对比

C_4/C_5 椎间盘突出较前好转。

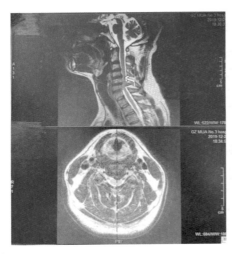 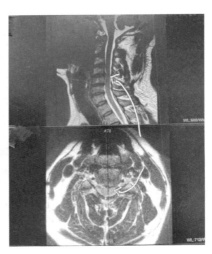

治疗前　　　　　　　　　　治疗后

三联疗法治疗方案

针刺选穴：风池（双）、天柱（双）、C_4/C_5 颈夹脊（双）、肩井（双）、膈俞（双）、曲池（双）、合谷（双）、血海（双）、悬钟（双）、太冲（右）。

问答

问：为什么在进行治疗前要给 X 先生拍 MRI？

答：从 X 先生的症状、体征来看，很容易诊断为"神经根型颈椎病"，但就诊史较长，症状反复，不能排除伴有其他病变，因此为其行 MRI 检查。MRI 即磁共振成像，由于其具备软组织分辨能力高、定位准确、信息量丰富等优点，不仅能够显示出整个脊髓段的椎间盘是否变性，以及椎间盘是否突出或膨出，还可以判断脊髓受压情况及程度，以及椎体、椎管内的不寻常疾病（如颈椎的恶性占位、先天的脊髓空洞、颈椎结构异常等）。一般情况下普通 X 线平片只能看颈椎椎体，无法显示椎间盘、韧带、脊髓等软组织结构；而 CT 只做三个椎体或椎间盘，并且只能从横断面观察病变，脊髓病变显示欠佳，且 CT 具有易产生骨伪影、组织分辨力低等缺点，对于椎管内病变的诊断价值有限。因此，当怀疑或者考虑脊髓型颈椎病时，MRI 检查都是必不可少的。

问：为什么脊髓型颈椎病会引起手麻？

答：脊髓型颈椎病是由颈椎椎间盘、韧带、骨质等各种病变引起脊髓受压而形成的一种颈椎病。脊髓具有两大功能——传导和反射。当脊髓受压时，部分穿行其中的感觉和运动神经冲动传导无法进行，从而导致感觉和运动上的异常，出现如上肢或下肢麻木、疼痛、无力、不灵活等。这与神经根型颈椎病引起的手麻表现不同，神经根型颈椎病是椎间盘压迫到一侧或双侧神经根导致的。因此，神经根型颈椎病表现为单侧或双侧上肢放射痛伴手指麻木，上肢姿势不当或突然牵拉患肢时，会出现放电样的锐痛，且手指麻木范围与颈部神经分布的范围是一致的。但神经根型颈椎病严重时也可能伴有上肢无力或沉重、握力减退、持物容易坠落的现象。

问：出现肢体麻木时如何快速鉴别病症？

答：①单纯的五根手指全都发麻，夜间明显，甚则痛醒，有可能是腕管综合征；②手麻伴有颈肩痛，提示颈椎病；③同侧上下肢发麻伴无力，有可能是脑卒中；④从脚底开始发麻，逐渐向上蔓延，有可能是糖尿病；⑤如果一侧腿麻，且伴有腰痛，有可能是腰椎间盘突出；⑥如果长时间全身麻痛，这时候需排除肿瘤可能；⑦如果四肢全都发麻，提示可能是神经系统疾病。

③ 椎间盘突出找上了年轻人

〔主诉〕

颈痛伴手麻 1 周。

〔诊断〕

西医诊断：脊髓型颈椎病（C_4/C_5 节段脊髓受压）

中医诊断：项痹（阴虚证）

病史及诊疗经过

C 先生，26 岁，2021 年 12 月 27 日就诊。因晨起后颈部疼痛明显，伴手麻及微微抽搐，无头晕头痛，曾至外院行正骨治疗后症状未见好转，遂来诊。查体可见：颈椎生理曲度存，双侧颈肩肌肉紧张、压痛，双侧臂丛神经牵拉试验（-）。舌红，少苔，脉细数。颈椎 MR 提示：C_4/C_5 椎间盘向上脱出，相应水平脊髓受压。

制订了相应的治疗方案后仔细强调了颈椎保养相关事项，C 先生也坚持每周一次的治疗频率。

"医生，我上星期返工了！现在感觉没什么事！"经过一个月治疗后，C 先生说道。

治疗效果

◆ 症状与体征

颈痛、手麻消失。

◆ 治疗前后影像学对比

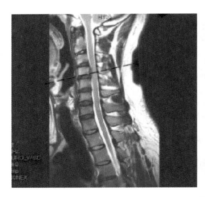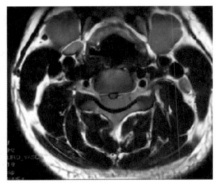

治疗前颈椎 MRI 提示：C_4/C_5 椎间盘向上脱出，相应节段脊髓受压

无治疗后影像。

三联疗法治疗方案

针刺选穴：风池（双）、天柱（双）、颈夹脊（双）、肝俞（双）、肾俞（双）、悬钟（双）、太溪（双）、中脘、气海、关元、阴陵泉（双）。

问答

问：椎间盘突出的治疗方法有哪些？

答：可分为保守治疗和手术治疗。保守治疗适用于轻中度颈椎间盘突出或症状不严重者，包括药物治疗、牵引、小针刀、针刺等；若保守治疗无效，或重度颈椎间盘突出、症状严重者，则建议行手术治疗。

　　问：C 先生回家后要怎么进行颈椎保养?

　　答：①睡觉时避免使用过高的枕头；②日常需注意休息，避免颈部劳累；③避免长时间连续低头工作、看书，必要时可佩戴颈托；④改变生活及工作方式，多运动、锻炼。

④ 病症消失，退休了真开心

主诉

颈痛头晕伴右下肢无力 1 年余。

诊断

西医诊断：①脊髓型颈椎病（C_4/C_5 节段脊髓受压）；②头晕
中医诊断：项痹（湿热浸淫证）

病史及诊疗经过

回想 2015 年，江西的 M 先生在无明显诱因下出现颈痛头晕伴右下肢无力，严重时右脚僵硬无法抬起。于外院行颈椎 MR 提示：C_4/C_5 椎间盘突出，相应脊髓受压严重。医生建议马上进行手术，否则可能随时瘫痪。出于对手术风险的担忧和恐惧，M 先生坚持保守治疗，最后签署风险告知书后才离开医院。M 先生后于我科就诊，查体可见：颈肩部肌肉稍僵硬、压痛，活动受限，旋颈试验（–），臂丛神经牵拉试验（–），Hoffmann 征（–）。舌红，苔黄腻，脉濡数。

经过半年的三联疗法治疗，M 先生的症状基本消失，回到家乡享受退休生活，后来还办起十亩鱼塘。现在每年于当地医院定期复查一次颈椎 MR "报平安"。

治疗效果

◆ 症状与体征

颈痛、头晕、右下肢无力明显缓解，病情稳定。

◆ 治疗前后影像学对比

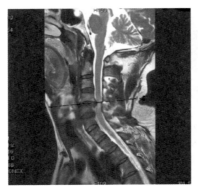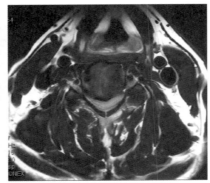

治疗前颈椎 MR 提示：C_4/C_5 椎间盘突出，脊髓受压变性

无治疗后影像。

三联疗法治疗方案

针刺选穴：风池（双）、天柱（双）、曲池（双）、大椎、髀关（右）、伏兔（右）、阴陵泉（双）、悬钟（双）。

问答

问：为什么 M 先生 C_4/C_5 椎间盘突出压迫相应脊髓会出现下肢无力？

答：脊髓是中枢神经的一部分，大脑将信号传递给脊髓，脊髓再将信号传递给周围神经，周围神经控制着躯干和四肢的感觉和运动。如果脊髓受压，传导信号的通路就会受阻，引发肢体的症状，出现下肢无力的情况。

问：脊髓型颈椎病是不是都可以不进行手术？

答：脊髓型颈椎病是由颈椎间盘退行性改变及其邻近结构继发炎症肥厚增生等病理改变导致颈脊髓受压或脊髓血供不良，进而产生脊髓功能障碍的疾病。治疗脊髓型颈椎病不能只缓解相应的神经症状，更重要的是要避免脊髓持续受压导致的不可逆的损害。因此，脊髓型颈椎病的手术治疗具有必要性，主要针对经规范非手术治疗无效或进行性神经功能障碍表现加重恶化的患者，通过手术对受压节段脊髓彻底减压并重建颈椎结构稳定性，为脊髓功能恢复、改善临床症候群创造有利条件。

⑤ 这双腿还能要吗？

主诉

双腿无力、腰痛 5 年。

诊断

西医诊断：脊髓型颈椎病（C_5/C_6 节段脊髓受压）

中医诊断：痿证（肝肾亏虚证）

病史及诊疗经过

L 先生长期伏案办公，2017 年起自觉腰部疼痛酸软，休息后可缓解，同时还有双腿无力症状，偶尔耳鸣。曾至外院多次予针刺、中药等治疗，腰痛明显好转，但双腿无力的症状无明显改善，遂至中医科就诊。

查体可见：颈腰椎生理曲度变直，颈腰部肌肉稍紧张，无明显压痛，活动稍受限，双侧直腿抬高试验（－），Hoffmann 征（+/－）。舌淡，苔薄，脉沉弦细。X 线片检查显示腰椎骨质及序列未见明显异常。结合治疗情况，考虑腰痛与双腿无力相关性不大。为了进一步查明病因，L 先生办理了入院手续，进行对头颅和脊柱的进一步检查。颈椎 MR 检查报告显示从 C_3、C_4 到 C_6、C_7 间盘都有不同程度膨出和突出，这令 L 先生十分疑惑不解，虽然他确实长期伏案工作，但从未感觉有明显的颈肩部及上肢的不适，因此一直没有意识到可能是颈椎间盘突出压迫脊髓引起的。医生建议 L 先生行手术治疗，但 L 先生担忧手术疗效和风险等，综合之下选择先出院再来我科门诊进行三联疗法治疗。

经过 6 个疗程的治疗后，L 先生双腿无力症状终于逐渐消除。此后 L 先生一直保持着定时复诊及良好的生活习惯。

2022 年 5 月初，由于连续加班、疏于保养锻炼，L 先生感觉双腿乏力的症状再度袭来，担心颈椎间盘情况恶化，再次进行颈椎 MR 影像学检查。结果显示 C_5/C_6 椎间盘突出较前加重，但其余各颈椎椎间盘情况同前相仿。

治疗效果

◆ 症状与体征

腰痛、下肢无力感缓解。五年没有加重。

◆ 治疗前后影像学对比

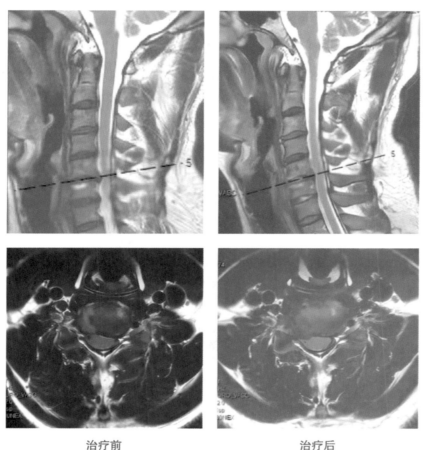

治疗前　　　　　　　　　　治疗后

三联疗法治疗方案

针刺选穴：天柱（双）、完骨（双）、肝俞（双）、肾俞（双）、曲池（双）、髀关（双）、伏兔（双）、阳陵泉（双）、足三里（双）、悬钟（双）、太溪（双）。

问答

问：为什么 L 先生没有颈肩疼痛不适，但颈椎 MR 却显示颈椎间盘已经压迫脊髓了？

答：虽然大多数颈椎病会表现为颈肩部酸痛，但并不代表颈椎病一定会出现明显的颈肩部酸痛。事实上，颈椎病除常见的手麻、头晕头痛、脚踩棉花感等症状外，还有多种多样的症状，如心慌、胸闷、心前区疼痛、视力下降、眼胀痛、怕光、爱流泪、眩晕、耳聋、耳鸣、失眠、记忆力下降、吞咽困难、乳房胀痛、腹胀、胃脘部不适、血压不稳定、面部麻木或针刺感、口周或舌部麻、多汗或少汗等。同时，当代生活模式下，大家对脖子僵硬不适、轻度疼痛、活动不利习以为常，常常不予注意和重视，因此 L 先生所说"没有颈肩疼痛不适"也未必尽然。

问：颈椎和腰椎的椎间盘突出引起的下肢症状有什么不同？

答：一般情况下，颈椎椎间盘突出只有压迫到脊髓时，才会出现一侧或双侧下肢麻木、沉重感，行走困难，脚踩棉花感或烧灼感等；而脊髓圆锥末端的位置相当于 L_1 下缘水平，以下至尾椎为伸出的终丝，也称为马尾神经。且腰椎间盘突出好发部位为 L_4/L_5、L_5/S_1，因此当腰椎间盘突出时，往往会压迫和刺激神经根、马尾神经，表现为下肢放射痛、下肢麻木、冷感及间歇性跛行，马尾神经受压严重时可出现双下肢不全性瘫痪。

问：L 先生 2022 年 5 月复查的颈椎 MR 结果说明什么？

答：L 先生复查颈椎 MR 结果提示：C_5/C_6 椎间盘突出较前加重，但其余各颈椎椎间盘情况同前相仿。结合 L 先生病史，因他的症状 5 年间无加重，是在疏于保养、工作劳累后出现不适，故"C_5/C_6 椎间盘突出较前加重"考虑是急性损伤；同时，MR 提示"其余各颈椎椎间盘情况同前相仿"，表明 5 年来 L 先生的颈椎间盘状态保持稳定。这毫无疑问是保守治疗的成功案例。而从治疗难度和保持颈椎间盘稳定的时间长度来说，这绝对是展示三联疗法疗效的经典案例。此外，L 先生症状的急性加重也从侧面说明了保持良好的生活工作习惯和重视颈椎保养的重要性和必要性。

⑥ 我的"护身符"

主诉

颈痛伴头脑昏沉感、行走不稳 1 月。

诊断

西医诊断：脊髓型颈椎病（C_5/C_6 节段脊髓受压）

中医诊断：项痹（气血不足证）

病史及诊疗经过

2013 年 8 月，Y 女士因一个月前无明显诱因出现颈痛伴头脑昏沉感、行走不稳前来就诊。查体可见：颈椎生理曲度反弓，颈肩部肌肉紧张、压痛，活动稍受限，旋颈试验（−），臂丛神经牵拉试验（−），病理征未引出，各肌腱反射未查。舌淡，苔白，脉细缓。

颈椎 MR 提示：C_5/C_6 椎间盘突出，相应颈髓受压，纤维环撕裂。经三联疗法治疗一个疗程后，Y 女士颈痛伴头脑昏沉感、行走不稳症状消失。后未予复诊。2018 年 Y 女士再次来诊，自诉稍感颈痛伴头脑昏沉感，害怕症状加重，于是赶紧来就诊，予三联疗法治疗后，Y 女士症状再次消失。随访至 2022 年 8 月，症状未再发，Y 女士称赞三联疗法为其"护身符"。

治疗效果

◆ 症状与体征

颈痛、头晕消失，行走稳健，病情稳定。

◆ 治疗前后影像学对比

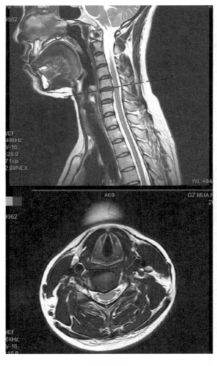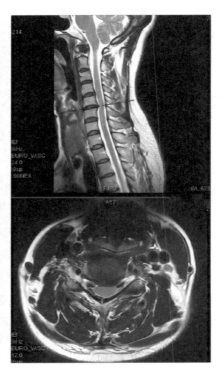

治疗前   治疗后

2013 年 8 月颈椎 MRI 提示：C_5/C_6 椎间盘突出并纤维环撕裂，相应节段脊髓受压。2022 年 8 月颈椎 MRI 提示：C_5/C_6 椎间盘突出，相应节段脊髓轻度受压

三联疗法治疗方案

针刺选穴：风池（双）、天柱（双）、C_5/C_6 颈夹脊（双）、脾俞（双）、曲池（双）、中脘、悬钟（双）、太白（双）。

问答

问：为什么脊髓型颈椎病会导致行走不稳?

答：这是由于突出的颈椎椎间盘对锥体束（皮质脊髓束）的直接压迫或局部血供减少。临床上表现常常从下肢无力、拖步、双腿发紧（如缚绑腿）及抬步沉重感等开始，渐而出现足踏棉花、抬步打飘、跛行、易跪倒（或跌倒）、足尖不能离地、步态拙笨及束胸感等。查体可发现踝膝阵挛及肌肉萎缩等典型的锥体束症状。腹壁反射及提睾反射大多减退或消失，手部持物易坠落（此表示锥体束深部已受累），最后呈现为痉挛性瘫痪。

❼ "我妈说看颈椎就来这，准没错"

主诉

颈痛头胀、脚踩棉花感 3 月。

诊断

西医诊断：脊髓型颈椎病（C_5/C_6 节段脊髓受压）

中医诊断：项痹（肝郁脾虚证）

病史及诊疗经过

"主任您记得我母亲吗？她说看颈椎病就来找您，肯定没错。她颈椎病也很严重，都被您治好了。"

"我现在就是整天都头昏脑涨，走路也轻飘飘的，脖子也痛。"查体可见：颈部肌肉稍僵硬、轻压痛，旋颈试验（-），臂丛神经牵拉试验（-）。舌淡胖，苔薄，脉沉弦细。颈椎 MR 提示：C_5/C_6 椎间盘突出，相应水平脊髓轻度受压。排除禁忌证后，采用三联疗法治疗，患者上述症状减轻。

半年后复查，颈椎 MR 提示患者 C_5/C_6 椎间盘突出好转。

治疗效果

◆ **症状与体征**

颈痛、头胀症状消失，睡眠质量提高。

◆ 治疗前后影像学对比

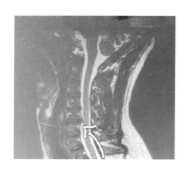
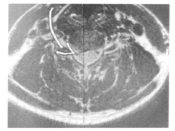

治疗前（2021年8月）：C$_5$/C$_6$椎间盘突出，相应水平脊髓经度受压

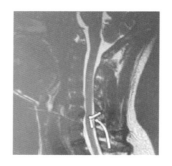
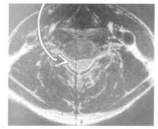

治疗后（2022年5月）：C$_5$/C$_6$椎间盘突出好转

三联疗法治疗方案

针刺选穴：颈夹脊（双）、大杼（双）、肩井（双）、肝俞（双）、肾俞（双）、髀关（双）、伏兔（双）、三阴交（双）、悬钟（双）、太溪（双）、关元、气海、足三里（双）、阳陵泉（双）。

问答

问：颈椎病会遗传吗？

答：总的来说，颈椎病是遗传因素和后天环境因素共同作用的结果。目前有一些研究发现，某些基因在颈椎病的发生过程当中有一定的作用。这些基因的改变可能会影响到颈椎间盘的成分结构，例如蛋白多糖的含量，从而使颈椎间盘更容易受到外界因素的影响，颈椎间盘容易退变，或者水分容易丢失，导致颈椎间盘突出。此外，患有如先天性颈椎裂、颈肋、椎管狭窄等家族式先天性疾病的人群，个体虽在出生后多无症状，但一般到四十岁后，随着年龄的增长，患颈椎病的概率比一般人大一些。这些能够说明颈椎病的发生与遗传因素有一定的关系，但这并不是说一定会遗传。因为后天环境因素也很重要，通过改变生活工作习惯、端正姿势、注意休息、适当运动、保证充足睡眠、关注饮食健康、减少烟酒等措施，可以起到很好的预防作用。

8 颈椎腰椎全都好了

主诉

颈痛伴头晕1周。

诊断

西医诊断：①脊髓型颈椎病（C_5/C_6节段脊髓轻度受压）；②头晕

中医诊断：痹证（脾虚痰湿证）

病史及诊疗经过

2018年1月，L女士第一次就诊，自诉1周前无明显诱因下出现颈痛、左上肢牵扯痛，伴头晕、神思倦怠。查体可见：颈椎生理曲度存，颈肩肌肉稍紧张，旋颈试验（－），臂丛神经牵拉试验（－），Hoffmann征（－）。舌淡胖，苔白腻，脉濡。颈椎MR提示：C_5/C_6椎间盘突出，相应水平颈髓轻度受压。诊断为脊髓型颈椎病。经过半年的治疗，L女士症状基本消失，其后于门诊间断治疗。后L女士因为腰部不适再次来诊，经过治疗症状明显改善，医生嘱其回家注意养护。一次复诊时，L女士说："现在我颈椎腰椎全都好！"

治疗效果

◆ 症状与体征

颈痛、左上肢痹痛、头晕消失，精神抖擞。

◆ 治疗前后影像学对比

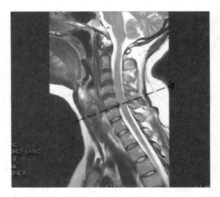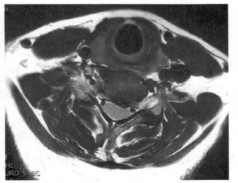

治疗前颈椎MRI提示：C_5/C_6椎间盘向左后方突出，相应节段脊髓受压

无治疗后影像。

三联疗法治疗方案

针刺选穴：百会、天柱（双）、颈夹脊（双）、颈百劳（双）、脾俞（双）、曲池（左）、手三里（左）、合谷（左）、悬钟（双）。

问答

问：正骨可以把椎间盘推进去吗？

答：不可以。我们先要明确两个知识点：一是椎间盘的构造，二是椎间盘的压力源。正骨复位针对的是脊椎骨，让它回到正常的生理位置；而椎间盘不属于骨组织，它是脊椎骨之间的一个连接与缓冲板、像果冻一样的组织。椎间盘的压力源主要有两个：①应力性刺激，脊柱错位对椎间盘产生的异常应力。②化学性刺激，纤维环破裂造成。正骨复位对椎间盘是一个间接的治疗，主要体现在恢复正常的脊柱序列，缓解、解除脊柱错位对椎间盘产生的异常应力，促进椎间盘的自我修复能力。

⑨ 救了我两次

主诉

颈痛伴头晕 1 周。

诊断

西医诊断：①脊髓型颈椎病（C_6/C_7 节段脊髓受压）；②头晕
中医诊断：痹证（气滞血瘀证）

病史及诊疗经过

2017 年 7 月，Z 女士第一次来诊，自诉 1 周前开始出现颈痛，疼痛可牵扯至右上肢，以夜间尤甚，头晕，可影响睡眠。曾至外院就诊，当时颈椎 MR 提示：C_6/C_7 椎间盘向右后方脱出，相应脊髓受压，诊断为"脊髓型颈椎病"。医生建议立刻入院手术，因各种原因，Z 女士拒绝了手术，后至我科就诊。

查体可见：颈椎生理曲度变直，颈肩肌肉僵硬、压痛，右侧为甚，臂丛神经牵拉试验（+/-）。舌暗，苔薄白，脉弦。排除禁忌证后，采用三联疗法治疗。经半年治疗后，Z 女士颈痛、右上肢痹痛、头晕等症状完全消失，情况稳定后未予复诊。

2021 年 12 月，Z 女士因新发颈肩不适再次来到我科门诊。复查颈椎 MR 发现脱出的 C_6/C_7 椎间盘被吸收回纳，不再压迫脊髓，椎间盘情况大大好转。

治疗效果

◆ 症状与体征

颈痛伴右上肢痹痛消失。随访至今未复发。

◆ 治疗前后影像学对比

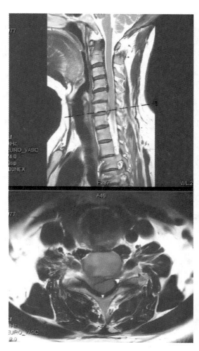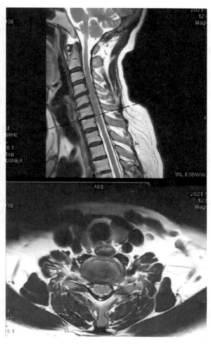

治疗前颈椎 MRI 提示：C_6/C_7 椎间盘向右后方脱出，相应节段脊髓受压。治疗后颈椎 MRI 提示：未见 C_6/C_7 椎间盘脱出

三联疗法治疗方案

针刺选穴：四神聪、颈夹脊（双）、颈百劳（双）、肝俞（双）、膈俞（双）、手三里（右）、合谷（右）、后溪（右）、悬钟（双）、足三里（双）。

问答

问：脊髓型颈椎病是怎么造成的？

答：可大致分为静态因素和动态因素。静态因素是由于颈椎椎体退化，出现椎间盘突出、黄韧带肥厚、关节囊松弛。长时间的慢性劳损和过度运动，又加剧了生物力学的改变及小关节的退变。这些因素最终导致椎管狭窄，引起脊髓慢性受压。动态因素以受压脊髓在颈椎过屈、过伸活动中反复损伤为特点。颈椎过伸时，椎板的重叠和黄韧带的皱褶导致颈椎管狭窄，而颈椎屈伸过程中椎体之间的平移和成角也将引起瞬间的椎管狭窄，使得先前位于狭窄处的脊髓应力增加，加上局部的剪切力，容易引起脊髓损伤。

问：椎间盘自发性吸收回纳的机制可能是什么？

答：目前对于椎间盘自发性重吸收的机制不完全清楚，相关研究认为有以下几种：①血管化因素及自身免疫、炎症反应；②组织脱水；③基质金属蛋白酶作用；④细胞凋亡及其信号通路。有学者研究发现，后纵韧带破裂后突出物能接触到硬膜外血液循环，更容易发生重吸收现象；突出物体积越大（突出率＞50%），越容易发生重吸收现象；突出物位移程度越高、髓核游离越远，越容易出现重吸收现象。

⑩ 脖子不痛了，走路有劲了，血压也稳定了

主诉

颈肩部疼痛伴四肢麻木 3 月，双下肢乏力 1 月。

诊断

西医诊断：脊髓型颈椎病（C_3/C_4、C_4/C_5、C_5/C_6 节段脊髓受压）
中医诊断：痿证（肝肾不足证）

病史及诊疗经过

慕女士，45 岁，设计师。2016 年底因颈肩部疼痛伴四肢麻木、头晕于外院就诊，行颈椎磁共振提示 C_3/C_4、C_4/C_5、C_5/C_6 椎间盘突出，外院建议行手术治疗。慕女士拒绝手术，一个月前出现双下肢乏力，遂就诊于我院门诊行保守治疗。刻下见：神清，精神疲倦，视物模糊，头晕呕吐，自觉头部重坠感明显，颈项部僵硬不适，上肢精细运动较差，并伴有左上肢尺侧三个手指麻木，双下肢踩棉花感，睡眠困难，纳食差，二便一般。查体可见：胸锁乳突肌止点处压痛（＋），臂丛神经牵拉试验（＋），各肌腱反射未查。舌淡胖，苔薄，脉沉弦。既往有高血压病史 2 年余，最高血压达 220/160 mmHg，服用坎地沙坦酯片（4mg）1 片 / 天、硝苯地平控释片（30mg）1 片 / 天，血压控制情况较差。

采用三联疗法治疗两次后，慕女士左上肢麻木缓解，十二次后睡眠质量明显改善，十六次后无脚底踩棉花感。现无头晕呕吐，视物模糊也有很大的改善。配合服用硝苯地平控释片（30mg）1 片 / 天控制血压在 120/75 mmHg 左右。嘱其在家里每天进行颈椎功能锻炼，平时多注意颈椎保养。

随访半年，慕女士工作生活一切正常，颈肩部疼痛及其他症状未再发作。

治疗效果

◆ 症状与体征

颈肩部疼痛、四肢麻木、双下肢乏力等症状未再发作。

◆ 治疗前后影像学对比

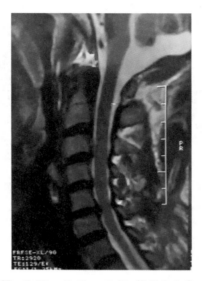

治疗前颈椎 MRI 提示：C_3/C_4、C_4/C_5、C_5/C_6 椎间盘突出，相应节段脊髓受压

无治疗后影像。

三联疗法治疗方案

针刺选穴：天柱（双）、颈夹脊（双）、颈百劳（双）、大杼（双）、肝俞（双）、脾俞（双）、肾俞（双）、肩髃（双）、曲池（双）、外关透内关（双）、合谷（双）、中脘、天枢（双）、气海、关元、三阴交（双）、悬钟（双）、太溪（双）、太冲（双）。

问答

问：颈椎病会导致高血压吗？

答：颈椎病是有可能导致高血压的。高血压在临床上分为原发性高血压和继发性高血压：原发性高血压是遗传、基因等因素导致的血压高于正常值，占绝大多数；继发性高血压是自身基础性疾病导致的血压高于正常值。颈椎病导致的高血压被称为颈源性高血压，属于继发性高血压。颈源性高血压是由于颈部力学不平衡而致肌张力失衡，骨关节轻度位移，直接或间接刺激颈交感神经节或椎动脉而引起血管舒缩功能紊乱，临床表现为高血压的典型症状和颈部不适症状。

问：为什么外院医生建议慕女士马上进行手术？

答：脊髓型颈椎病对颈脊髓造成压迫，随着时间的推移症状可能会越来越严重，甚至导致瘫痪。而且这种脊髓压迫导致的损害是不可逆的，因此临床上医生会建议患者尽早进行手术。

⑪ 走路飘飘浮浮，原来是颈椎病在作怪！

主诉

反复头晕、手麻、脚踩棉花感 1 年余。

诊断

西医诊断：①脊髓型颈椎病（C_3/C_4、C_4/C_5、C_5/C_6 节段脊髓受压）；②头晕

中医诊断：痿证（肝肾亏虚证）

病史及诊疗经过

关女士，61 岁，2018 年 5 月因反复头晕、手麻、脚踩棉花感 1 年余来诊。查体可见：颈椎生理曲度存，颈肩部肌肉稍紧张，无明显压痛，旋颈试验（＋），臂丛神经牵拉试验（－），Hoffmann 征（＋/－），Babinski 征（＋/－），各肌腱反射未查。舌红，苔少，脉沉细。颈椎 MRI 检查提示：①颈椎退行性改变；② $C_3/C_4 \sim C_5/C_6$ 椎间盘向后方中央突出，C_6/C_7 椎间盘膨出；③ C_4 及 C_6 椎体轻度后移。排除相关禁忌证后，采用定点锤正＋针刺疗法。经过两个疗程的治疗后，关女士头晕、手麻、脚踩棉花感等症状明显缓解。

治疗效果

◆ 症状与体征

头晕、手麻较前减轻，脚踩棉花感较前减少。

◆ 治疗前后影像学对比

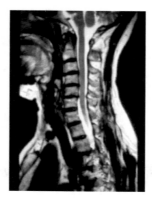

治疗前

无治疗后影像。

三联疗法治疗方案

针刺选穴：百会、天柱（双）、颈夹脊（双）、颈百劳（双）、大杼（双）、肝俞（双）、肾俞（双）、肩髃（双）、曲池（双）、外关（双）、合谷（双）、三阴交（双）、悬钟（双）、太溪（双）、太冲（双）。

问答

问：出现脚踩棉花感就是脊髓型颈椎病吗？

答：脚踩棉花感是脊髓型颈椎病的一个重要症状，可是有这一症状并不代表就患有脊髓型颈椎病，这只能说明大脑或脊髓植物神经有损害。在临床中，要注意与脊髓肿瘤、脊髓亚急性联合变性、亚急性坏死性脊髓病、多发性神经炎等相鉴别。要鉴别病位在哪，最直接的就是做个颅脑磁共振检查排除颅脑器质性病理变化，在排除颅脑器质性病变后，可通过体征和辅助检查排除一些脊髓自身的疾病。

问：关女士平时应该注意些什么？

答：①调整日常姿态：要避免长时间低头工作，工作一小时后改变一下姿势；改变不良习惯，如不要躺在床上阅读、看电视等。②避免颈部外伤：乘车外出应系好安全带并避免在车上睡觉，以免急刹车时因颈部肌肉松弛而损伤颈椎。③注意颈部保暖：夏天注意避免风扇、空调直接吹向颈部，出汗后不要直接吹冷风或用冷水冲洗头颈部。④选择高度合适的枕头：睡觉时成年人颈部垫高约十厘米较好。侧卧时，枕头要加高至头部不出现侧屈的高度。⑤远离二手烟或三手烟。

第九章

其他型颈椎病医案

1 伏案头晕怎么办？

主诉

反复头晕伴呕吐半年余。

诊断

西医诊断：椎动脉型颈椎病

中医诊断：眩晕（痰湿阻络证）

病史及诊疗经过

罗女士，43 岁，自诉大约从 2019 年中开始出现头晕伴呕吐症状，颈部活动后加重，休息可以缓解，半年以来反复发作，先后于多个医院就诊，未找到具体的病因，症状无明显好转，这对罗女士的生活质量造成了极大的影响。后经朋友介绍，于 2019 年 12 月 18 日至我科就诊。

通过问诊，了解到罗女士需长期伏案工作，休息的时候也喜欢低头看手机，此前已觉得颈部僵硬不适，但没有重视。查体可见：颈椎曲度变直，双侧斜方肌、肩胛提肌、颈夹肌、头夹肌僵硬，压痛明显，旋颈试验（＋）。舌暗红，苔厚腻，脉弦滑。X 线片提示：张口位片未见明显异常，可以排除寰枢椎的病变；从侧位片可看出颈椎曲度变直，存在轻度的反弓，$C_3 \sim C_7$ 椎体边缘骨质增生，C_5/C_6、C_6/C_7 椎间隙变窄。

综合临床表现、体征以及辅助检查，考虑为"椎动脉型颈椎病"。故制订治疗方案：定点锤正复位＋针刺＋拔罐。第一次治疗后，罗女士马上感觉头晕减轻了大半，恶心呕吐感消失，同时遵医嘱在家做一些适合她的颈部康复锻炼。经过两个疗程的治疗后，罗女士头晕、呕吐症状完全消失，随访未再复发。

　　2020 年 9 月 23 日至门诊复诊，查体发现，颈部肌肉僵硬较前减轻，无明显压痛，旋颈试验（－）；复查颈椎侧位片提示罗女士颈椎反弓消失，恢复了部分生理曲度，C_5/C_6、C_6/C_7 椎间隙狭窄明显减轻。

　　在当代生活模式下，颈椎病痊愈之后仍然容易复发，因此罗女士回家后应改变生活习惯，进行预防性的锻炼，并定期复诊。

治疗效果

◆ 症状与体征

头晕、呕吐未再发作；颈部肌肉僵硬程度减轻，没有压痛，旋颈试验（－）。

◆ 治疗前后影像学对比

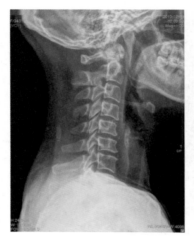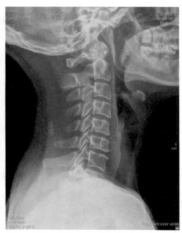

治疗前　　　　　　　　　　　治疗后

三联疗法治疗方案

　　针刺选穴：天柱（双）、风池（双）、颈夹脊（双）、颈百劳（双）、肩井（双）、中脘（双）、内关（双）、合谷（双）、阴陵泉（双）、丰隆（双）、悬钟（双）。

问答

　　问：为什么罗女士患颈椎病会出现头晕呕吐的症状？

　　答：罗女士长期伏案工作，使颈椎长期处于前伸位，休息时间喜欢低头玩手机，颈椎长期屈曲，久而久之，颈部肌肉出现无力、挛缩，破坏了正常的生物力学，间接可导致小关节错位及骨赘形成，造成椎动脉供血不足，最后导致头晕呕吐的出现，也被称作"颈源性眩晕"。

问：罗女士在使用了复位、针刺后又使用了拔罐疗法，这里拔罐起什么效果？

答：罗女士颈部多块肌肉僵硬、压痛明显，复位针刺"正骨调筋"后，加以拔罐，可通过拔罐的机械刺激及温热作用促进血液循环和新陈代谢，缓解疼痛。

问：我们在日常生活中如何预防颈椎反弓？

答：（1）改善姿势：平时使用手机、电脑时最好挺直脊椎，减少对脊椎的压力，保持脊椎挺直的同时，下巴微扬；长期使用电脑工作建议抬高电脑显示器，降低座椅，尽量平视或者轻微仰视屏幕，不要卧床看书报、看电视。

（2）加强体育锻炼：适当参加力所能及的健康的体育活动，如游泳、倒退行走等，以改善颈椎供血，防止和延缓颈椎退行性改变的发生。

（3）调整睡姿：一般来说，成年人的枕头高度以 8～15 厘米为宜，在受压状态下保持在 5～7 厘米。不过具体高度还要参考个人情况，肩宽体胖的人可枕较高的枕头，身材瘦削的人可枕较低的枕头。睡姿在一定程度上也是影响枕头高度选择的因素之一：一般习惯仰睡的人，枕头高度相当于一拳的高度即可；习惯侧睡的人，枕头高度大约等于人体一侧肩宽。总之，不管是仰睡还是侧睡，能维持颈椎正常生理曲度的枕头才是最好的。

② 不再需要人扶持

主诉

反复头晕 3 年余。

诊断

西医诊断：椎动脉型颈椎病

中医诊断：眩晕（气滞血瘀证）

病史及诊疗经过

蔡女士，40 岁，自诉反复头晕三年余，发病时还伴有双下肢乏力、行走不稳，偶有头痛、恶心呕吐，有时转头都会晕得厉害，病情严重时常常需要人扶持。生活在湖北的她，为治疗辗转了多家医院，做检查，吃药，进行过理疗、牵引、按摩等，但是病情迁延不愈，严重影响生活。经朋友介绍，2018 年 10 月 11 日，来我科就诊。因为头晕、下肢乏力行走不稳，她是由家人扶着走进诊室的。自诉还有颈背部肌肉疼痛，颈部活动受限，偶尔有眩晕伴恶心呕吐。查体可见：颈肌紧张，C_4、C_5 椎旁压痛，头部叩击试验、臂丛神经牵拉试验（＋）。舌暗，苔薄白，脉弦。完善X线片检查提示：颈椎生理弯曲度变直，C_4、C_5椎体稍向后移。

　　采用三联疗法，第一次治疗后，蔡女士觉头晕症状有所减轻，嘱咐其平时注意颈椎保养和锻炼，可以多做"好医生颈椎保健操"。经过2个疗程的治疗，蔡女士的症状基本消失了，过来复诊时也不需要别人扶着。2018年12月24日复查颈椎DR可见，C_4、C_5椎体后移改善，颈椎的生理弯曲有所恢复。

治疗效果

◆ 症状与体征

头晕明显减轻，下肢乏力改善，颈椎生理曲度稍恢复。

◆ 治疗前后影像学对比

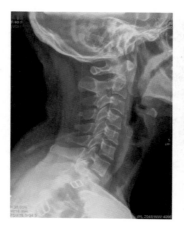 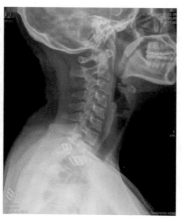

治疗前　　　　　　　　　　治疗后

三联疗法治疗方案

①锤正定位：复位钎定位于C_4、C_5椎体双侧椎板处。

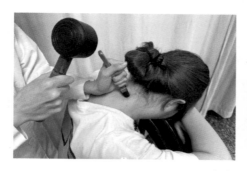 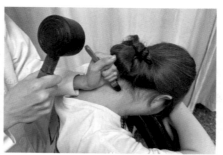

真人示意图

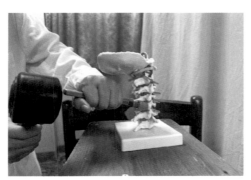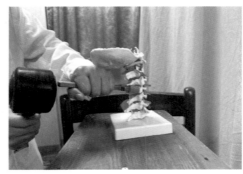

模型示意图

②针刺选穴：百会、天柱（双）、风池（双）、颈夹脊穴（双）、大杼（双）、膈俞（双）、内关透外关（双）、合谷（双）、太冲（双）。

③中药：予活血止痛汤合逍遥散加减。

问答

问：怎么初判断是不是颈源性眩晕呢？

答：颈源性眩晕至少有以下几个特征：①头晕或眩晕伴随颈部疼痛；②头晕或眩晕多发生在颈部活动后；③部分患者颈部扭转试验（+）；④颈椎影像学检查异常，如颈椎反弓、椎体不稳、椎间盘突出等；⑤多有颈部外伤史；⑥排除了其他原因。

问：蔡女士的头晕属于颈源性眩晕的范围吗？

答：属于颈源性眩晕的范围。蔡女士的颈椎生理曲度变直，C_4、C_5椎体稍向后移，打破了颈椎原有的稳定性，压迫椎动脉或颈交感神经，从而导致头晕、头痛、恶心呕吐等症状的出现。

问：蔡女士之前做了那么多治疗都没有效果，为什么经三联疗法治疗后效果却这么明显？

答：因为三联疗法从整体出发，讲究的是"骨、筋、脉"三者整体并治，可以逐步纠正颈椎椎体及小关节错位，缓解颈部周围肌肉的紧张，疏通局部气血，令骨正筋柔、气血得畅。同时结合专业的颈椎保养和锻炼指导，所以收到了显著的治疗效果。

问：颈源性眩晕与偏头痛性眩晕怎么鉴别？

答：偏头痛性眩晕的好发年龄为 20 ~ 50 岁，女性多发。可有偏头痛的病史，呈反复发作自发性眩晕伴恶心呕吐、畏光、喜静等，可持续数十秒至数小时，休息后可好转，伴随的症状多，受外界及情绪变化影响大。颈源性眩晕与偏头痛性眩晕可通过影像学检查及体格检查等相鉴别。

③ 抬不起来的脖子

主诉

颈痛伴恶心、心慌、出冷汗 3 年。

诊断

西医诊断：交感型颈椎病

中医诊断：项痹（肝肾不足证）

病史及诊疗经过

A 女士因工作需要长期伏案，久而久之，她出现了颈部僵硬不适的症状。三年前的某一天，A 女士晨起时发现自己的脖子抬不起来了。她当时以为是落枕，但脖子迟迟不能转动，她逐渐意识到事情的严重性，从此开始了三年漫长的求医之路。

三年来，A 女士跑遍了广州、佛山甚至四川的三甲医院，也没有查出导致她脖子抬不起来的原因。最后有医生建议按焦虑症治疗，服用了抗焦虑药之后，A 女士出现了乏力、嗜睡、虚胖、高血压等副作用。病痛的折磨使 A 女士感到绝望，她甚至把自己的病历、所有的检查结果、服用的药物统统丢掉，打算放弃治疗。

2021 年 1 月，A 女士在亲戚的介绍下，抱着试一试的心态重新走进了医院。"我的脖子不但直不起来还怕冷怕风，双手要捧着头才能迈开脚步，大热天我都需要裹着厚厚的围巾。"第一次就诊时 A 女士这样说道。查体可见：颈椎生理曲度变直，颈肩部肌肉僵硬、压痛，仰头、转颈活动严重受限，臂丛神经牵拉试验（-）。舌淡暗，苔白，脉沉弦紧。我们给她重新做了检查，结果显示：颈椎不稳，腰椎不稳。结合 A 女士的症状、体征及影像学检查，考虑诊断为交感型颈椎病。采用锤正复位 + 针灸 + 火龙罐 + 埋线 + 中药的治疗方案。

经过三个月的治疗，A 女士的病情有了明显的好转，同时摆脱了困扰她十几年的鼻炎，夏天怕冷、乳腺疼痛等症状也得到了改善，心情变得开朗，胃口也好了起来。2021 年 7 月，在治疗好转两个月后，A 女士自诉："现在我不再是之前那个用手捧着头走路的我了，而是可以昂首挺胸大踏步向前迈进了！"

治疗效果

◆ 症状与体征

颈部无力感消失，心情开朗。颈部活动恢复正常。

◆ 治疗前后影像学对比

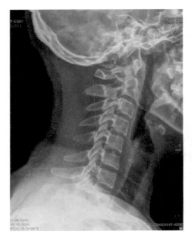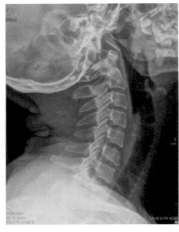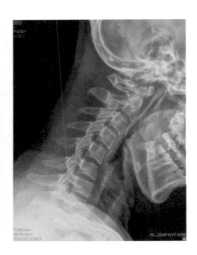

治疗前

无治疗后影像。

三联疗法治疗方案

针刺选穴：天柱（双）、风池（双）、颈夹脊（双）、大杼（双）、肩井（双）、大椎、肝俞（双）、脾俞（双）、肾俞（双）、大肠俞（双）、支正（双）、内关（双）、神门（双）、足三里（双）、三阴交（双）、太溪（双）、中脘、气海、关元。

问答

问：为什么颈椎不稳会出现恶心、怕冷、心慌、出冷汗等症状？

答：颈椎不稳可以直接刺激或压迫交感神经末梢，从而引起交感神经的兴奋或抑制，从而出现恶心、怕冷、心慌、出冷汗等症状，我们将其诊断为交感型颈椎病，这类患者通常主观症状多于客观体征。

问：针对交感型颈椎病，三联疗法能起到怎样的作用？

答：定点锤正复位不仅能将错位的椎体复位，同时还能松解周围软组织。针灸、火龙罐疏调颈部经络，调和全身气血。中药及特定穴位埋线，总体辨证论治，重视情志调节，七情调和，则气血相通。从"痹""郁"两方面入手，整体缓解交感神经的刺激作用，以达到治疗疾病的目的。

问：三联疗法不是三种治疗方式的结合吗？为什么 A 女士的治疗方法那么多？

答：三联疗法指的是针对"骨、筋、脉"三个方面进行调理的一种方法，并不是简单的三种治疗方式的结合。在临床中，我们要根据病人的病情选择合适的方法。蔡女士的病情属于交感型颈椎病，这类患者通常主观症状多于客观体征，因此我们选用多种治疗方式。

问：交感型颈椎病怎么与神经官能综合征相鉴别？

答：神经官能综合征主要表现为精神活力下降、易疲劳、记忆力减退、注意力不集中、睡眠障碍、情绪不稳定、容易激动烦躁，甚至表现为身体各方面的不适。患者症状多样，但体检无神经根型或脊髓受害体征，神经内科用药有一定疗效，减轻精神压力后症状可明显缓解。二者可通过影像学检查及体格检查、用药等相鉴别，如蔡女士服用抗焦虑药无效。

④ 八年了，无休止的打嗝终于停止

主诉

反复打嗝伴呕吐 8 年余，加重 4 月。

诊断

西医诊断：交感型颈椎病

中医诊断：呃逆（脾胃阳虚证）

病史及诊疗经过

2018 年 4 月下旬，一位常年打嗝的患者前来就诊，自诉打嗝已经持续七八年，眼睛睁开就会打嗝，睡着了才会停止。因此曾辗转多家医院就诊，治疗效果时好时坏。今年初，打嗝加重，天天打嗝停不下来，甚至呕吐，呕吐物为胃内容物。在其他医院做了很多检查，均未发现明显问题，但从未考虑过颈椎的问题，后为求进一步诊疗，遂前来就诊。查体可见：颈椎生理曲度变直，颈肩部肌肉稍紧张，无明显压痛，旋颈试验（+/-），臂丛神经牵拉试验（-）。舌淡，苔白，脉沉。根据专科临床经验，行颈椎 X 线片检查，结果提示颈椎不稳。

　　根据患者的症状、体征及影像学检查结果，考虑患者为颈椎不稳刺激颈神经节、交感神经所致的打嗝。排除相关禁忌证后，首先用锤正法复位，锤正点在 C_5、C_6 椎板处，逐渐改变颈椎相对位置。再配合毫刃针针刺膈俞来松解膈肌，最后用针刺疗法降气止逆，舒筋通络。通过调骨、筋、肌等重建颈部平衡，从而减少对膈神经的刺激。治疗两次后，患者呕吐未再发作，打嗝的频率也明显减少了。

治疗效果

　◆ 症状与体征

治疗 2 次后，呕吐停止，打嗝的频率明显减少。

　◆ 治疗前后影像学对比

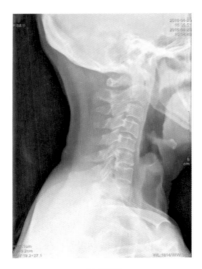

治疗前

无治疗后影像。

三联疗法治疗方案

　　针刺选穴：攒竹（双）、大椎、膈俞（双）、脾俞（双）、胃俞（双）、肾俞（双）、内关（双）、三阴交（双）、太溪（双）。

问答

　　问：长期打嗝是什么原因造成的？

　　答：打嗝又称呃逆，是因为膈肌不由自主地收缩（痉挛），空气被迅速吸进肺内，两条声带之间的裂隙骤然收窄，所以引起奇怪的声响。其病因分为：中枢性（脑部的病变导致呃逆反射弧抑制功能丧失）、外周性（膈神经受到了外界刺激）、其他（药物、术后、精神因素等）。

问：这位患者的症状属于哪一种类型？

答：这位患者属于外周性呃逆，是颈椎的病变使膈神经受到了刺激而引起的呃逆。膈神经由第 3、4、5 对颈神经的前支组成，经前斜角肌前面自上外向下内斜行，经锁骨下动静脉之间在胸廓上口进入胸腔，再支配膈肌。由此可知，它与颈椎病关系密切。

问：为什么这位患者的打嗝考虑是由颈椎问题引起的？

答：此患者颈椎多处椎间孔狭窄还伴有前移，这些颈椎小关节错位及改变牵涉肌肉而引起的痉挛或纤维化，又或者颈部硬膜外腔、椎间孔、椎旁软组织的慢性炎症都可激惹膈神经引起呃逆。

⑤ 头痛、恶心欲呕，看遍诸科偏漏脊柱

主诉

反复头痛 1 年余，再发伴恶心欲呕、胸闷 5 月。

诊断

西医诊断：①交感型颈椎病；②低颅压综合征

中医诊断：头痛（气血不足证）

病史及诊疗经过

肖先生，44 岁，科研工作者。2016 年因剧烈头痛，伴恶心呕吐，至外院神经内科就诊，当时被诊断为"低颅压综合征"，按低颅压综合征的治疗方案进行治疗，治疗后恶心呕吐较前改善，但仍感头痛。2017 年初，头痛加重，又一次出现恶心呕吐，同时伴胸闷、腰部牵扯痛，遂再次至神经内科就诊。住院期间行腰椎穿刺检查，结果均未见异常，继续按低颅压综合征进行治疗，但此次治疗效果不佳。其后转至另一家医院神经内科门诊就诊，门诊医生了解其病史、症状，并结合辅助检查后，考虑该疾病与颈椎相关，建议其至颈椎病专科门诊就诊。

2017 年 5 月，肖先生来我科门诊就诊，根据其影像学检查结果可以发现，C_3、C_4、

C_5 椎体轻度后移，颈椎失稳。查体可见：颈椎生理曲度稍变直，颈肩部肌肉稍紧张，无明显压痛，活动无受限，旋颈试验（-），臂丛神经牵拉试验（-）。舌暗红，苔少，脉细弱。结合病史、症状、体征及检查结果，考虑是因颈椎失稳出现头晕、恶心欲吐等症状。

运用三联疗法治疗，两个疗程后肖先生头痛明显缓解，无恶心欲呕，腰部牵扯感基本消失，精神状态明显改善，很快回到了工作岗位。

治疗效果

◆ 症状与体征

头痛、恶心呕吐明显缓解，腰部牵扯感基本消失，精神状态明显改善。

◆ 治疗前后影像学对比

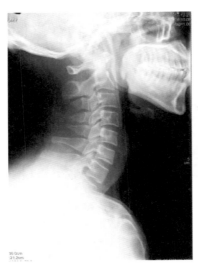 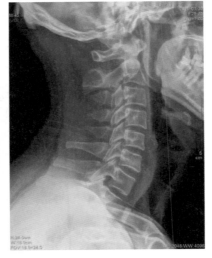

| 治疗前 | 治疗后 |

三联疗法治疗方案

针刺选穴：神庭、百会、完骨（双）、翳风（双）、颈夹脊（双）、大杼（双）、脾俞（双）、肾俞（双）、大肠俞（双）、内关（左）、神门（左）、阳陵泉（双）、足三里（双）、委中（双）。

问答

问：为什么考虑肖先生的症状是由颈椎引起的？

答：颈椎小关节错位刺激了颈椎横突前方的交感神经节，引起交感神经兴奋或抑制，使头、脑及上肢血管舒缩功能产生障碍，进而出现头痛。另外，C_3、C_4、C_5椎体小关节错位一定程度上刺激了膈神经（膈神经由第3、4、5对颈神经前支构成），故出现呕吐不止。

问：肖先生为了治疗辗转多家医院，交感型颈椎病诊断难吗？

答：交感型颈椎病的诊断较为困难，因其症状复杂，又不具有特异性，需同大量内科疾病、神经内科疾病及五官科疾病相鉴别，易漏诊、误诊。因此，若出现头痛头晕、恶心呕吐、汗多等症状，辗转多类专科治疗后症状仍不能改善，就应当考虑是否得了交感型颈椎病，尽快至颈椎病专科就诊。

问：低颅压综合征与交感型颈椎病怎么相鉴别？

答：低颅压综合征可表现为头痛（直立性头痛明显）、头胀、呕吐、颈强直等，还可引起继发的眩晕、眼球震颤、视物模糊、复视等；临床可通过体格检查及腰椎穿刺结果来诊断及鉴别。

⑥ 颈椎病的别样表达

主诉

头晕、全身乏力伴胸闷心悸半年余。

诊断

西医诊断：①交感型颈椎病；②颈椎间盘突出
中医诊断：虚劳类证（气血亏虚证）

病史及诊疗经过

2021年11月，W女士经朋友介绍来诊。自诉近半年余出现头晕、全身乏力，还伴胸闷心悸，曾先后两次至广州某三甲医院住院治疗，行全身检查，心肺脑均未见明显异常，颈椎MR提示C_4/C_5椎间盘突出伴纤维环撕裂，相应脊髓受压。行保守治疗未见好转，医生建议手术治疗，W女士拒绝了手术，来到我科就诊。颈部查体可见：颈椎生理曲度变直，颈项部肌肉较松弛，无压痛及活动受限，旋颈试验（＋），臂丛神经牵拉试验（－），病理征未引出。舌淡，苔白，边有齿痕，脉弱。

告知保守治疗的相关风险后采用三联疗法，并强调颈椎保养方案。W女士以一月两次的治疗频率于门诊治疗，治疗一个月后症状大幅减轻，半年后头晕、全身乏力、胸闷心悸症状基本消失。

治疗效果

◆ 症状与体征

头晕、全身乏力、胸闷心悸消失，精神佳。

◆ 治疗前后影像学对比

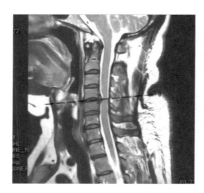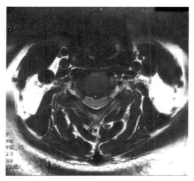

治疗前

无治疗后影像。

三联疗法治疗方案

针刺选穴：百会、风池（双）、完骨（双）、颈夹脊（双）、大杼（双）、肺俞（双）、心俞（双）、脾俞（双）、通里（双）、神门（双）、巨阙、中脘、气海、关元、足三里（双）。

问答

问：为什么 W 女士会出现头晕、全身乏力、胸闷心悸？

答：其一，W 女士的颈椎病累及颈部肌群，致使颈部肌肉长时间痉挛性收缩，肌肉的血流循环受到影响，游离出乳酸、5-羟色胺等致病物质，可引起头晕、胸闷心悸等。其二，W 女士的 C_4/C_5 椎间盘突出伴纤维环撕裂，相应脊髓受压直接刺激、压迫或牵拉头部敏感肌筋膜组织，刺激压迫椎动脉周围的交感神经丛、颈部其他交感神经，使得椎-基底动脉系统或颅内外动脉舒缩出现障碍，从而引起头晕、全身乏力等。

⑦ 颈椎病的求救信号

主诉

反复头晕伴胸闷、视力下降 1 年余。

诊断

西医诊断：混合型颈椎病

中医诊断：眩晕（气虚血瘀证）

病史及诊疗经过

2018 年 4 月，一位 31 岁的男性患者来诊。自诉近一年来反复头晕、视力下降，伴有胸闷、心慌、焦虑。查体可见：颈部肌肉紧张，局部有压痛，后仰位椎间孔挤压试验（＋）。舌暗红，苔薄黄，脉细涩。颈椎 X 线片提示：C_4、C_5 椎体轻度后移、颈椎不稳。患者倍感焦虑，被病痛折磨得已没有了信心，抱着试一试的心态前来。

经过一个疗程治疗（4 次锤正），患者自诉症状基本消失，万分惊喜，从没想过可以如此轻松，对生活重燃热情。十月份患者因其他不适前来就诊，复查颈椎片，结果显示颈椎生理曲度较前好转。

治疗效果

◆ 症状与体征

头晕、胸闷明显缓解，视物较前明亮、清晰。

◆ 治疗前后影像学对比

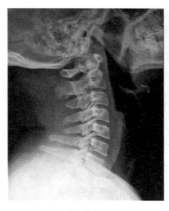 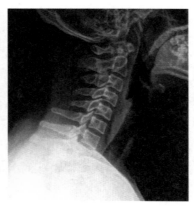

治疗前　　　　　　　　　　治疗后

三联疗法治疗方案

①锤正定位：将复位钎锚于 C_5 双侧椎板处。

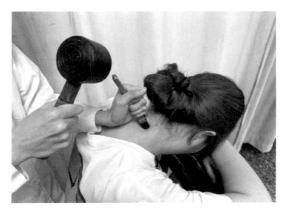
真人示意图

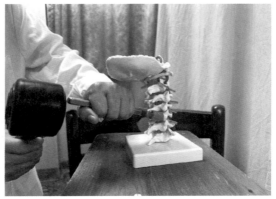
模型示意图

②针刺选穴：百会、四神聪、天柱（双）、风池（双）、完骨（双）、颈百劳（双）、大杼（双）、肩井（双）、心俞（双）、内关（双）。

③中药：黄芪 15 克、党参 15 克、白术 10 克、炙甘草 15 克、当归 10 克、陈皮 6 克、升麻 6 克、柴胡 12 克、干姜 9 克、大枣 10 克。

问答

问：颈椎病为什么会引起头晕、视力下降、胸闷等症状？

答：椎－基底动脉供血不足会引发大脑枕叶视觉中枢缺血性病损，进而导致头晕、视力下降。C_4、C_5 椎体轻度后移，刺激椎体周围颈交感神经节，而交感神经节后纤维支配心脏。因此，当交感神经节受刺激时，会引起心血管症状，出现胸闷、心悸、心律失常、血压变化等。此外，椎动脉表面富含交感神经纤维，交感神经功能紊乱时常累及椎动脉，造成椎－基底动脉供血不足，从而引起眩晕等症状。

问：三联疗法可以根治颈椎病吗？治疗后病症容易复发吗？

答：采用三联疗法，定点锤正以治"骨"，针刺疗法以调"筋"，行气活血以通"脉"，三者结合，令骨正筋柔、气血得畅、诸症得解。坚持治疗，回家以后配合个体养护，复发率是比较小的。

⑧ 头晕、恶心、冒汗，也跟颈椎有关?

主诉

反复颈痛伴头晕恶心 1 年余。

诊断

西医诊断：混合型颈椎病

中医诊断：项痹（痰湿阻络证）

病史及诊疗经过

Y 先生的工作需要长期伏案或长时间对着电脑。2022 年 5 月的一天，Y 先生突然头晕，恶心想吐，其间还不停冒汗。他立即到家附近的某三甲医院急诊科就诊，然而做了一系列的头颅检查都没发现问题。于是 Y 先生就近进行间断针灸治疗，但他总觉得针灸完就舒服一下，但是不久又开始觉得头晕、肩膀痛，慢慢左手指也开始麻痹了。朋友见 Y 先生头晕的症状经久难愈，建议他看看颈椎。

初次就诊，Y 先生的颈椎 DR 提示 C_5 后移错位明显，外院颈椎 MR 提示 C_5/C_6 椎间盘向右后方突出，相应水平脊髓受压。查体可见：颈椎生理曲度存，双侧颈肩部肌肉僵硬、轻压痛，旋颈试验（＋），臂丛神经牵拉试验（－）。舌暗，苔厚腻，脉弦滑。排除禁忌证后，采用三联疗法。

经过 2 个疗程的治疗后，Y 先生头晕恶心、颈痛、出汗的症状消失。复查颈椎侧位片见 C_5 后移错位明显好转，颈椎 MR 见 C_5/C_6 椎间盘突出好转。

治疗效果

◆ 症状与体征

颈痛、头晕恶心消失。

◆ 治疗前后影像学对比

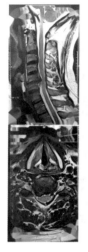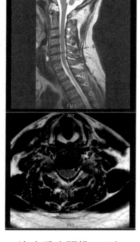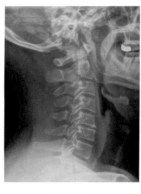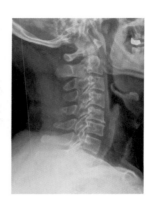

治疗前（颈椎 MR）　　治疗后（颈椎 MR）　　　　治疗前　　　　　　治疗后

三联疗法治疗方案

①锤正定位：将双叉复位钎锚于 C_5 双侧椎板处。

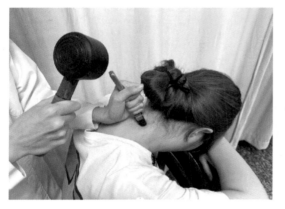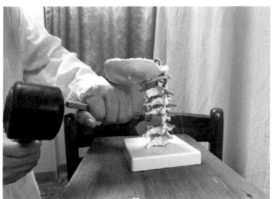

真人示意图　　　　　　　　　　模型示意图

②针刺选穴：四神聪、百会、翳风（双）、风池（双）、完骨（双）、颈百劳（双）、大杼（双）、肩井（双）、内关（双）、丰隆（双）。

③中药：葛根 25 克、桑枝 20 克、羌活 10 克、薏苡仁 30 克、姜黄 10 克、威灵仙 10 克、钩藤 12 克、甘草 5 克、三七 6 克。

问：为什么单纯针灸无法解决 Y 先生的问题？

答：影像学检查显示 Y 先生颈椎 C_5 后移错位明显，这主要是力学因素导致，针灸治疗颈椎病的主要作用为解除肌肉痉挛、消炎镇痛、增加椎动脉血流量等，并且 Y 先生进行针灸治疗后没有配合进一步功能锻炼维持疗效，因此病情容易反复。三联疗法运用脊柱定点锤正复位法纠正关节错位以"治骨"、针刺并松解肌肉韧带等软组织以"调筋"、运用行气活血药物以"通脉"，从整体上解决 Y 先生的病痛，疗效显著且长久。

问：Y 先生平时该怎么做？

答：①起居有常，不妄作劳。Y 先生颈曲变直，应注意适当休息，不可长时间伏案工作。建议工作 30 ~ 40 分钟后抬头遥望远方，或起身走动。②调整姿势，改变陋习。嘱 Y 先生抬高办公电脑，尽可能平视显示器办公。③功能锻炼，既病防治。嘱 Y 先生行"好医生颈椎保健操"锻炼，以增强肌肉力量，减轻疼痛，恢复肌肉功能。

⑨ 当失眠遇上颈椎病

主诉

颈痛伴左上肢麻木、眩晕、入睡困难 5 年。

诊断

西医诊断：混合型颈椎病

中医诊断：项痹（肝肾不足证）

病史及诊疗经过

P 女士是一名失眠数年，同时患有颈椎病数年的患者。她尝试了许多方法，走遍许多医院，依旧无法解决，心灰意冷。2021 年底，P 女士因"颈痛伴左上肢麻木、眩晕、入睡困难"来到我科就诊。

进一步问诊了解到，P 女士失眠反复发作和其低头工作时间长有关。查体可见：触诊颈部肌肉紧张，局部有压痛，左侧为甚，旋颈试验（－），左侧臂丛神经牵拉试验（＋）。舌尖稍红，苔少，脉弦细。颈椎 X 线片提示：①颈椎轻度退行性病变；② $C_4 ~ C_6$ 椎体阶梯状轻度后移，拟椎体不稳；③枢椎齿状突与寰椎两侧块距离欠对称，呈左宽右窄改变。

颈椎 MRI 提示：①颈椎轻度退行性改变，颈各椎间盘变性；② C_6/C_7 椎间盘膨出并向后突出，左侧神经根轻度受压；③ C_4/C_5、C_5/C_6 椎间盘轻度膨出；$C_4 \sim C_6$ 椎体轻度后移。

　　经过多次三联疗法治疗后，P 女士颈部症状较前明显改善，睡眠质量也变好了！ P 女士坦言，从来没想过治疗效果可以这么明显，她现在对于未来充满了信心，对生活又有了新的期待。

治疗效果

◆ 症状与体征

左上肢麻木、眩晕明显好转，睡眠改善。

◆ 治疗前后影像学对比

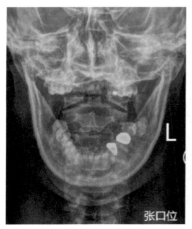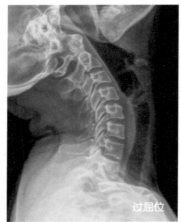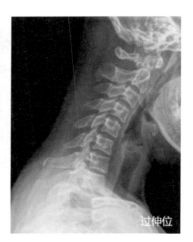

治疗前（X 线片）

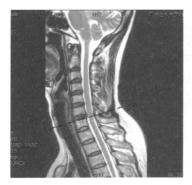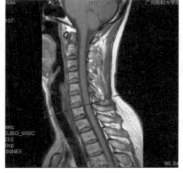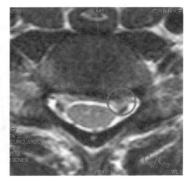

治疗前（颈椎 MRI）

　　无治疗后影像。

三联疗法治疗方案

针刺选穴：百会、安眠（双）、颈夹脊（双）、颈百劳（双）、肩井（双）、心俞（双）、胆俞（双）、肾俞（双）、内关（左）、神门（左）。

问答

问：为什么颈椎病会引起失眠？

答：由颈椎病引起的失眠，又称"颈性失眠""颈源性失眠"。颈部疾患使交感神经受到一定刺激或压迫，导致其功能紊乱，进而引起大脑的兴奋性增高，造成睡眠时间不足、睡眠不深熟或两者并存。其机制尚不明确，目前认为主要与植物神经失调、脑供血不足以及疼痛相关。

问：同时患有颈椎病和失眠就是颈源性失眠吗？

答：不是的，颈源性失眠表现为失眠继发于颈椎病，颈椎病的好转或痊愈可减轻或消除患者的失眠症状，强调两者之间的正相关性。

问：颈源性失眠的症状有哪些？

答：颈源性失眠临床上的表现除了失眠外还伴有颈椎病的症状及日间功能障碍。颈椎病症状如：头颈痛、颈强硬、颈肌活动受限、颈肌痉挛或压痛、头晕、恶心、眼花、耳鸣等。失眠导致的日间症状如：乏力，头晕，头痛，注意力不集中，记忆力减退，学习、工作能力下降，等等。

问：颈源性失眠该如何治疗？

答：颈源性失眠的根本原因是颈椎病，因此缓解颈部肌肉紧张、调整颈椎小关节错位以解除神经压迫和恢复脑部供血是治疗颈源性失眠的重要基础。治疗方法主要包括正骨、针灸、药物、推拿等，部分严重患者或需手术。其中，揿针（皮内针）作为一种绿色疗法，能够持续刺激加强疗效，减少疾病复发，改善睡眠障碍和提高日间机能状态，且其操作方便、使用安全，在配合治疗颈源性失眠方面有独特优势。配穴上常选用安眠、颈百劳、肩井、心俞、胆俞等。

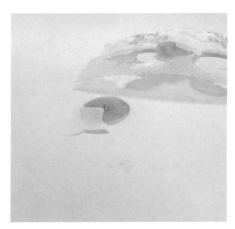
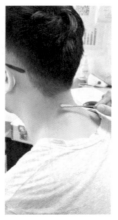
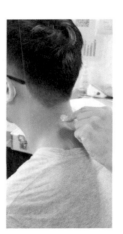
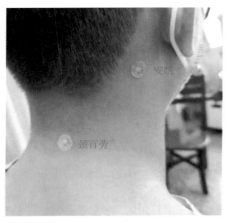
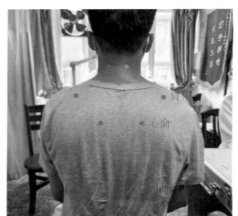

揿针操作

❿ 头晕手麻反反复复，该如何是好？

主诉

反复颈项疼痛，伴头晕、手麻 1 年。

诊断

西医诊断：混合型颈椎病

中医诊断：项痹（气滞血瘀证）

病史及诊疗经过

聂某是一名清洁工作者，因一年前出现反复颈项疼痛伴头晕、手麻来门诊就诊。刚起病的时候还不算严重，头晕、手麻等各类症状都可以自行缓解，也就没在意，后来逐渐加重，甚至影响工作、睡眠，不得已来门诊寻求治疗。查体可见：C_4、C_5颈椎棘突旁有明显的压痛，按压时麻木感可向手指反射，旋颈试验（+/-），臂丛神经牵拉试验（+），病理反射未引出。X线片检查提示：颈椎稍变直，C_4、C_5体轻度后移，伴有$C_3 \sim C_7$椎体骨质增生，C_4/C_5、C_5/C_6颈椎间隙变窄。

　　经过两个疗程的三联疗法治疗之后，聂某头晕、手麻的症状明显缓解。对比两次拍片后的结果，颈椎X线片由"$C_3 \sim C_5$椎体轻度向后移动"变成"$C_3 \sim C_5$椎体可疑轻度向后移动"，从片子中也可以看出后移的C_4、C_5椎体已经基本回正。

治疗效果

◆ **症状与体征**

颈项疼痛、头晕、手麻明显缓解。

◆ **治疗前后影像学对比**

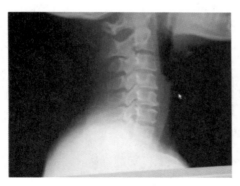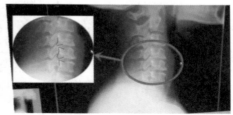

治疗前

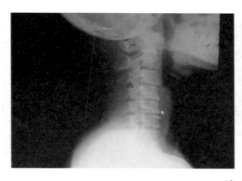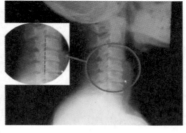

治疗后

三联疗法治疗方案

①锤正定位：复位钎锚于 C_4、C_5 椎体双侧椎板处。

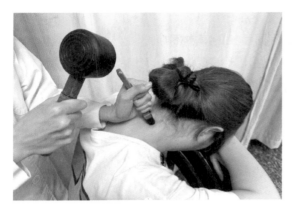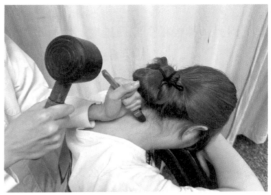

真人示意图

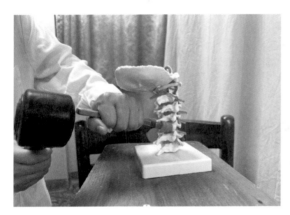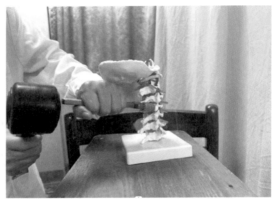

模型示意图

②针刺选穴：百会、颈夹脊（双）、颈百劳（双）、大杼（双）、阿是、膈俞（双）、肾俞（双）、外关（双）、合谷（双）、足三里（双）、三阴交（双）、悬钟（双）。

问答

问：为什么椎体后移会导致头晕、手麻？

答：①椎体后移时可刺激或压迫椎动脉，使之痉挛、收缩或扭曲变形，这会造成脑部供血不足从而出现头晕。颈椎反弓的形成其实经历了"正常的生理弯曲→生理曲度变直→颈椎反弓"的过程，而"颈椎反弓"的治疗也需要一个"颈椎反弓→生理曲度变直→正常生理曲度"的过程。聂某经过几个疗程的治疗，后移的颈椎已经逐渐回位，只要坚持治疗，勤做颈椎操，其生理曲度会有所改善，颈椎病也能够得到明显缓解。

②当颈椎后移时，容易对邻近的颈神经根造成刺激与压迫，从而出现神经根所支配部位麻木，聂某 C_4、C_5 椎体后移，C_5、C_6 神经根受压，从而出现手麻的症状。

问：颈神经根受到压迫时，为什么会出现不同手指的麻木疼痛？

答：① C_6 神经根受累，即颈 C_5/C_6 节段，往往出现前臂桡侧、大拇指发麻。②第 7 颈脊神经根受累，即 C_6/C_7 节段，可为食指、中指发麻。③第 8 颈脊神经根受累，即 C_7/T_1 节段，则可出现小指、无名指有麻木感。④同时累及 C_5/C_6 节段、C_6/C_7 节段、C_7/T_1 节段，则可能 5 个手指均发麻。

问：聂某回去后应该怎么进行日常保养？

答：注意颈部防风保暖；避免长时间保持一个姿势；避免颈部大幅度扭转；纠正不良生活习惯、不当姿势；定期进行保健治疗；坚持体育锻炼，等等。

⑪ 千里迢迢，只为一锤

主诉

肩颈部疼痛，伴左上肢胀痛、头晕、心慌、脚踩棉花感 2 月。

诊断

西医诊断：①混合型颈椎病；②颈椎间盘突出
中医诊断：项痹（肝肾亏虚证）

病史及诊疗经过

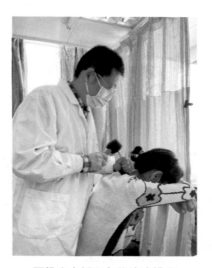

2023 年春节前夕，在湖南照顾孙子的 A 女士自觉肩胛骨上缘疼痛，其后出现颈痛伴左上肢胀痛、头晕、心慌、脚踩棉花感等症状。

"我当时连筷子都拿不稳。"A 女士说道。因症状越来越严重，A 女士在当地医院行推拿、针刺、中药等治疗，但症状未见明显好转。她十年前曾因头晕颈痛来到我院门诊就诊，规律治疗一年后，头晕颈痛等症状消失。因此这次她决定返回广州治疗。

颈椎定点锤正复位治疗操作

A 女士于 1 月 16 日坐高铁来到广州后，便马不停蹄至我院门诊就诊。查体可见：颈椎生理曲度变直，颈肩部肌肉紧张、压痛，颈部活动稍受限，旋颈试验（＋），臂丛神经牵拉试验（＋），Hoffmann 征（＋/−），各肌腱反射未查。舌淡红，苔薄白，脉沉细。采用定点锤正复位及针刺治疗。完成治疗后，A 女士自觉颈痛伴左上肢胀痛有所缓解，头晕、心慌、脚踩棉花感症状消失，于是返回湖南与家人共度新春佳节。

2 月 2 日，A 女士为巩固疗效，再次从湖南自驾回到广州至我科进行治疗。复诊时，A 女士激动地说："主任你知道吗，你锤完之后我觉得脖子立刻就放松了！第二天脖子就不疼了。我千里迢迢而来只为了你这一锤啊！"

治疗效果

◆ **症状与体征**

颈痛、左上肢胀痛好转，头晕、心慌、脚踩棉花感症状消失。

◆ **治疗前后影像学对比**

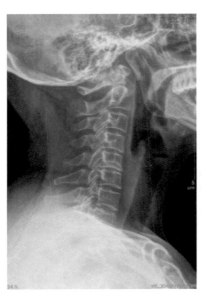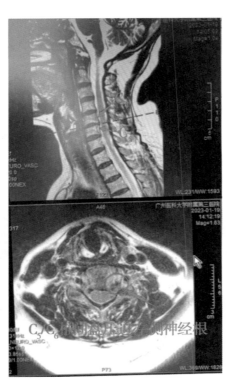

治疗前

无治疗后影像。

三联疗法治疗方案

针刺选穴：百会、天柱（双）、风池（双）、颈夹脊（双）、颈百劳（双）、肩井（双）、大杼（双）、手三里（左）、神门（左）、合谷（左）、心俞（双）、肝俞（双）、肾俞（双）、足三里（双）、太溪（双）。

问答

问：为什么 A 女士之前的治疗效果不理想，现在却可以"一锤定音"？

答：多种类型颈椎病容易同时发生，A 女士出现肩胛骨上缘疼痛、颈痛伴左上肢胀痛、头晕、心慌、脚踩棉花感、手乏力等多种类型颈椎病症状。经过一系列检查评估后，确定她的症状是由颈椎曲度变直、椎间盘突出所致，最后运用三联疗法进行针对性治疗，效果立竿见影。

问：A 女士平时要怎么做？

答：首先，A 女士需要注意平时的身体姿势，正确的姿态对于良好颈椎曲度的维持具有重要意义。在工作和生活中应尽量保持身体正直，目视前方，避免低头弓腰的姿态，才能有效减小头部对颈椎的压力。其次，她需要选择一个合适的枕头，长期枕过高或过低的枕头都容易引起相应的临床症状。最后，A 女士可以进行"好医生颈椎保健操"的练习，增强肌肉的强度和柔韧性以保证颈椎的稳定性，维持疗效，防止复发。

⑫ 颈椎好了，头晕、耳鸣也好了

主诉

反复头晕 1 年，加重伴耳鸣 2 月。

诊断

西医诊断：混合型颈椎病
中医诊断：眩晕（气血亏虚证）

病史及诊疗经过

C 女士因头晕 1 年，呈天旋地转感，曾于外院两次住院治疗，查颈椎 MR 提示 C_5/C_6 颈椎间盘突出，脊髓受压，予保守治疗无效，遂于 2017 年 7 月在某三甲医院骨科行颈椎微创手术（具体不详），术后躺了一个月仍动则头晕，并出现耳鸣，无法入眠。

2017年9月下旬，C女士第一次来我科门诊就诊。因头晕得厉害，C女士是由两个人抬进来的。查体可见：颈椎生理曲度尚存，颈肩部肌肉稍紧张，无明显压痛及活动受限，旋颈试验（+），臂丛神经牵拉试验（-），病理反射未引出。舌淡，苔少，脉弱。

先住院系统诊查，排除心脑血管疾病后再行治疗；住院期间查颈椎MR提示：C_5/C_6 椎间盘突出，脊髓受压。后出院予三联疗法治疗，每周复位针灸一次。经过一年的治疗后，C女士头晕、耳鸣基本痊愈，后维持每月两次的治疗频率巩固疗效。2021年9月复查颈椎MR提示：颈椎生理曲度恢复正常，C_5/C_6 颈椎间盘突出较前改善，脊髓压迫解除。

治疗效果

◆ **症状与体征**

头晕、耳鸣明显减轻，病情稳定。

◆ **治疗前后影像学对比**

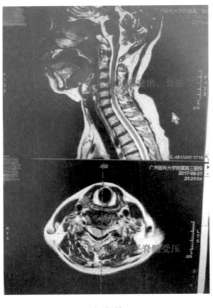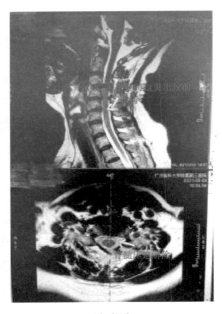

治疗前　　　　　　　　　　治疗后

三联疗法治疗方案

①锤正定位：将复位钎锚于 C_5 双侧椎板处。

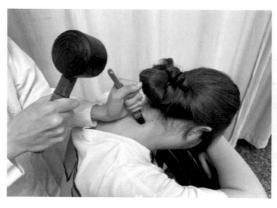
真人示意图

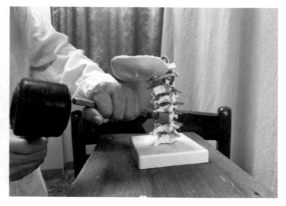
模型示意图

②针刺选穴：百会、四神聪、天柱（双）、风池（双）、完骨（双）、颈百劳（双）、大杼（双）、肩井（双）、听宫（双）、外关（双）、足三里（双）、悬钟（双）、太冲（双）、中脘、天枢（双）、气海、关元。

③中药：予四物汤合六味地黄汤加减。

问答

问：为什么 C 女士微创手术后头晕症状没有改善？

答：事实上，从颈椎 MR 来看，微创手术后 C 女士除 C_5/C_6 椎间盘突出、相应脊髓受压以外，C_5 椎体也有轻度的前移，这会引起椎动脉、耳动脉牵拉痉挛，导致大脑、耳部供血不足，从而出现头晕耳鸣。脊髓节段受压一般会导致上下肢的麻木无力或僵硬、脚软、手指不灵活等，很少引发头晕，因此当手术解决脊髓受压而没有解除椎动脉卡压时，C 女士的症状未见改善。

问：不同年龄段的颈椎病引起的耳鸣症状都一样吗？

答：不一样。对于老年群体，其颈椎骨关节损坏程度严重，而且由于年龄问题，也会出现动脉硬化的情况，这就使他们的内耳血液循环产生慢性障碍，出现双侧感音性耳鸣和重听的症状，而且这种耳鸣很难与其他因素导致的耳鸣区别开来，治疗疗程也会比较长。而青壮年的颈椎骨质损害不是那么严重，他们的内耳血液循环障碍多为急性的，甚至只是一时血管痉挛导致的，因此青壮年颈椎病患者的耳鸣症状多表现为暂时性、一侧感音性耳鸣或重听，治疗效果往往能够立竿见影。

⑬ 颈痛久治不愈，缘何找骨盆？

主诉

反复颈部疼痛伴头晕呕吐十余年。

诊断

西医诊断：①交感型颈椎病；②骨盆侧倾
中医诊断：项痹（气血亏虚证）

病史及诊疗经过

陈女士，35 岁，长期伏案工作，颈椎反复疼痛十余年，严重时伴头晕呕吐，同时腰部也会出现疼痛，多年来自行在疼痛处贴敷药膏未见明显好转。十多年间陈女士去过其他医院做过各种检查却治疗无果，疼痛始终纠缠，给生活和工作带来了巨大困扰。

机缘巧合下，2019 年 11 月 13 日陈女士来到我科就诊，查体可见：颈肩部肌肉僵硬，斜方肌、胸锁乳突肌、椎旁肌、肩胛提肌压痛明显，可触及条索状结节，颈椎生理曲度变直，$C_2 \sim C_5$ 棘突旁压痛，颈部活动范围减小，左侧为重，旋颈试验（－），腰部肌肉紧张，右侧竖脊肌、腰方肌、腰大肌压痛，左侧臀肌紧张，髂嵴不等高，腰部左屈活动范围受限，腰部叩击痛（－），"4"字试验（－），骨盆分离挤压试验（－）。舌淡、苔少、脉细弱。影像学检查提示：颈椎生理曲度变直，$C_2 \sim C_5$ 椎体不稳，骨盆异位。考虑诊断为交感型颈椎病。

进行一个疗程的锤正治疗后，陈女士颈痛缓解，这让她对治愈自己的颈椎病有了很大的信心。经过两个疗程的三联疗法治疗后，陈女士的颈痛明显减轻，头晕、呕吐症状基本消失，腰部活动自如。她对显著的治疗效果十分满意，逐渐走出病痛沼泽，如获新生，对未来充满了美好憧憬。

治疗效果

◆ 症状与体征

颈痛明显缓解，头晕、呕吐未再发作。腰痛缓解，骨盆正位。

◆ 治疗前后影像学对比

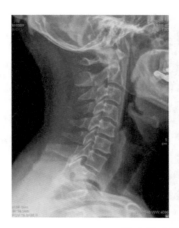 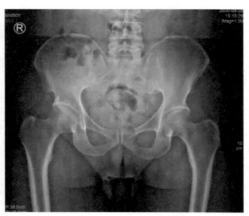

治疗前（颈椎侧位片、骨盆正位片）

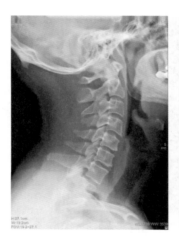 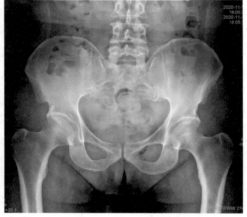

治疗后（颈椎侧位片、骨盆正位片）

三联疗法治疗方案

针刺选穴：颈夹脊（双）、颈百劳（双）、完骨（双）、肩井（双）、肩外俞（双）、百会（双）、大椎、曲池（双）、内关（双）、肝俞（双）、脾俞（双）、腰夹脊（双）、膀胱俞（双）、秩边（双）、足三里（双）、昆仑（双）。

问答

问：为什么骨盆问题会引发颈痛？

答：骨盆就像是高楼的地基，这个根基必须正。想要彻底解决颈部的问题，只在"高层楼房"里修补是不够的，要把"地基"异位矫正才能解决根本问题。

问：为什么颈部疼痛会伴头晕、呕吐？

答：病变的刺激或者压迫椎动脉周围的交感神经丛、颈部其他交感神经，致使椎-基底动脉系统或颅内外动脉舒缩产生障碍，从而引起头晕、恶心。

问：后续如何养护？

答：颈椎的部分，应注意调整办公室座椅、桌子和电脑高度，伏案时间不宜过长，工作30~40分钟后起来活动一下，夜间休息建议采用符合生理曲度的枕头。建议每日做5分钟颈椎操。腰椎部分，应避免久坐久站、长时间步行、弯腰搬动重物、扭转腰部、坐矮凳软沙发及做弹跳等剧烈运动。腰痛者不能跷二郎腿，注意坐姿和睡姿端正，加强日常锻炼，如五点支撑、收腹走路、平板支撑、悬挂单杠、蛙泳。运动强度以舒适为主。

⑭ 飞越大半个中国也值得

主诉

头晕半年。

诊断

西医诊断：①颈椎病；②骨盆旋转

中医诊断：项痹（肝肾不足证）

病史及诊疗经过

马先生，50岁。2020年3月28日无明显诱因下出现头晕，其则头晕欲扑，辗转到县级医院、市级医院就医，拍过很多片子，均提示是颈椎病。颈椎的病理变化不严重，医生与患者均未给予重视，但是马先生的头晕症状反复发作。在外甥女同学的介绍下，远在陕西的马先生本想马上来广州就诊，但碍于疫情，不得不先线上远程问诊（脊柱影像资料）。

2020年9月，马先生与太太从陕西专程飞往广州就诊。查体可见：颈部右侧胸锁乳突肌、斜角肌、斜方肌紧张，左侧肩胛提肌、头颈夹肌紧张，伴有压痛，颈椎左侧屈曲和左侧旋转受限，旋颈试验（-）。舌红少津，脉弦。进一步检查腰部发现左侧腹内斜肌和右侧臀肌紧张，腰椎右旋活动受限，腰部叩击痛（-），"4"字试验（-），骨盆分离挤压试验（-）。影像学检查提示：颈椎不稳，骨盆异位。颈椎确实存在问题，但究其根本却在骨盆，治疗也需从调整骨盆着手。

9月28日，马先生接受了第一次锤正针灸治疗。治疗后，顿时感到颈部放松了不少，人也精神了，没有了一直以来昏昏沉沉的头晕感，在一旁的太太也观察到马先生治疗之后面色、精神都明显改善了，两人都十分惊讶于锤正针灸的显著疗效。为了巩固疗效，两人暂居广州，并每周一次来接受锤正针灸治疗。到11月11日为止，马先生共接受了七次治疗。复查了颈椎正侧位片、骨盆正位片，提示两髋骨基本对称，骨盆位置较前明显改善。头晕症状及颈部不适一次比一次改善，他认为这趟专程过来的治疗是个明智的选择！

治疗效果

◆ 症状与体征

头晕明显改善，精神佳。

◆ 治疗前后影像学对比

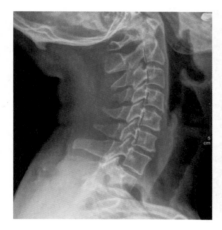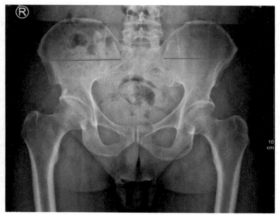

治疗前（2020 年 9 月 28 日）颈椎侧位片、骨盆正位片

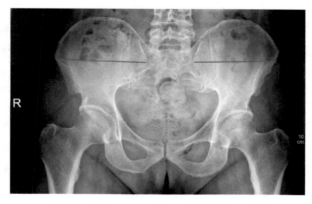

治疗后（2020 年 11 月 11 日）骨盆正位片

三联疗法治疗方案

针刺选穴：颈夹脊（双）、完骨（双）、颈百劳（双）、天柱（双）、肩井（双）、曲池（双）、悬钟（双）、肝俞（双）、大肠俞（双）、肾俞（双）、膀胱俞（双）、带脉（双）、腰夹脊（双）、秩边（双）、环跳（双）、昆仑（双）。

问答

问：治疗头晕为什么要调整骨盆呢？

答：就脊柱相关性头晕而言，大多认为是由颈椎病诱发，而常常忽略了从脊柱整体力学分析，从中究其原因。骨盆虽位于脊柱最下方，却是十分重要的生理结构。其一，副交感神经是植物神经（自主神经）的一部分，分为脑部和骶部，其中骶部的中枢位于骶髓2～4节段灰质内的髓中间外侧核，发出节前纤维至脏器附近的器官旁节和脏器壁内的器官内节。骨盆的倾斜刺激副交感神经，容易引起心搏减慢、消化腺分泌增加、瞳孔缩小、膀胱收缩等主要维持安静时的生理需求的反应。其二，从生物力学角度，骨盆的倾斜容易导致脊柱生物力学的改变，从而使得颈、胸、腰椎均有一定程度的侧歪，进而发生腹部肌肉及筋膜向相反方向旋转，进一步加重骨性结构的侧歪，进入恶性循环。多种原因的联合作用，便使得头晕的查因越加复杂。从根本治疗，从骨盆论治，便是胥主任在本医案里取得显著成效的重要思想之一。

问：所有的头晕都可以用三联疗法治疗吗？

答：由于头晕不适涉及多个方面、多个学科的范畴，许多疾病均能引起患者头晕，改善和治愈头晕更不是一件简单的事，故而治疗所有的头晕都要根据具体情况来制订方案。本医案中的马先生头晕不适半年余，因为未得到合适的治疗而心情不快，甚至对家里人也造成了影响。胥主任施以锤正针灸，通过正骨、调筋、通脉相结合，同时结合影像学资料，更精准地进行病位定位并排除相关禁忌证，根据马先生的病情制订个体化锤正方案，恢复其脊柱生物力学平衡，从而达到疗效快且显著的成果。

问：为什么马先生的头晕症状会反复发作？

答：医生与患者均未给予重视，忽略了具体的不适症状，医生只是让他多加休息、注意颈部保暖与护理，并未给予个体化治疗方案。

问：如何自检有无骨盆倾斜？

答：①用手摸摸自己的腰部下面两侧，是否一侧胖一侧瘦；②仰面躺在床上，放松下肢，看看左右踝倾斜角度是否不一致；③仰面平躺于床上，看看腰部是否悬空，腰部距离床面是否可以置入如鸡蛋大小的物体；④对着镜子看看自己的腰部以下，两边是否有不对称的情形，比如腿关节是否突出、两边臀部是否一样大；⑤从侧面看腰部及臀部的曲线弧度是否过大，如侧面看起来臀部特别翘、腰部后面弯曲特别大。

⑮ 从"医生，我好辛苦，怎么办"到"未见其人先闻其笑声"

主诉

背部疲倦乏力 1 年余。

诊断

西医诊断：①混合型颈椎病；②躯体化障碍
中医诊断：虚劳类证（气血亏虚证）

病史及诊疗经过

就诊的一年多前阿敏无明显诱因下自觉背部疲倦乏力，而后又出现嘴唇跳动、嘴部发麻等症状，以为是中风，遂于外院就诊，诊断为颈椎病，治疗后症状未见明显好转。后间断出现心慌、心悸、头晕、入睡困难、全身乏力等症状，伴有自觉颈部往后倾或往前倒、走路不稳、双手乏力、怕冷、易出汗、情绪波动大甚至产生自杀倾向等症状，在家人的劝说下来到了我科就诊。那时广州天气十分炎热，很多人穿短袖，而阿敏拄着拐杖、行动缓慢，头发凌乱，睡衣外面还裹着羽绒服御寒。

查体可见：颈椎生理曲度存在，枕下肌群紧张，左侧枢椎横突压痛明显，颈部旋转稍受限，旋颈试验（+）。舌淡暗，苔白，脉沉弱。X 线片检查提示：C_2 旋转。判断这些就是脊柱相关疾病合并躯体化障碍的表现，两者相互影响。

运用三联疗法合并抗抑郁药逐渐减量方案治疗后，渐渐地，阿敏的病情好转，心情也愉悦起来，从开始的"医生，我好辛苦，怎么办"到后来就诊"未见其人先闻其笑声"。复查 X 线片对比提示：枢椎棘突右旋明显改善。

治疗效果

◆ 症状与体征
全身症状明显改善，心情愉快。

◆ 治疗前后影像学对比

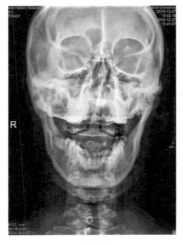 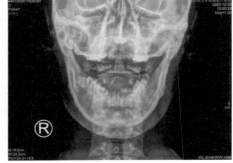

治疗前　　　　　　　　　　　　治疗后

三联疗法治疗方案

针刺选穴：百会、天柱（双）、风池（双）、翳风（双）、颈百劳（双）、大椎、肺俞（双）、心俞（双）、肝俞（双）、脾俞（双）、肾俞（双）、内关（左）、神门（左）、足三里（双）、悬钟（双）、三阴交（双）。

问答

问：为什么颈椎旋转错位会导致头晕、乏力疲倦等症状？

答：颈椎旋转错位是相邻两个椎体之间发生的非移行性旋转变位，可出现水平轴、矢状轴、垂直轴三个轴向的旋转变位。颈椎旋转错位时，易压迫相关神经血管和脊髓，从而出现心悸、头晕等症状，影响睡眠和心情，久之肩背部肌肉缺血缺氧，缺少神经滋养，加之疾病的长期损耗，在人体表现为乏力疲倦。

问：为什么颈椎病会导致走路不稳？

答：颈椎关节出现错位，枕下肌群紧张，引起椎－基底动脉卡压，脑供血不足，大脑短暂性缺血，则出现一过性的眩晕，平衡能力失调，走路出现不稳。

问：为什么颈椎病会出现怕冷的症状？

答：因为受旋转错位的颈椎压迫，颈椎的神经、肌肉、血管不能正常发挥作用，肌肉遭受劳损，血液供应相应减少，神经功能受阻，皮肤感觉减退，皮肤肌肉缺少血气能量支持，产生热量少，故而出现怕冷的症状。另外，患者因长期遭受颈椎病折磨而出现焦虑症状，引起末梢神经紧张、血管收缩、循环变差等情况，亦容易出现怕冷、出汗等症状。

问：什么是脊柱相关疾病、躯体化障碍？

答：脊柱相关疾病是指脊柱失衡后，直接或间接地对脊神经根、椎动（静）脉、脊髓或交感和副交感神经（或经络）等信息（网络）通道产生刺激或压迫，导致生物信息传递或调制整合功能紊乱，从而引起所支配的脏器出现症状。躯体化障碍是一类以持久地担心或相信各种躯体症状的优势观念为特征的精神障碍。简单来讲，就是患者会因为这些感觉到的不适症状而反复就医，但对阴性的化验检查结果以及医生反复做出的"无病"解释不能接受，甚至会因"查不出病因""看不好病"而埋怨医生，频繁换医生、换医院，反复要求检查。即使确实有一部分患者通过检查发现了一些身体的"小问题"，但其严重程度也远远不足以解释患者感受到的痛苦和焦虑。阿敏因为脊柱病的影响而痛苦、焦虑，而焦虑情绪又影响其脊柱病的康复，二者相互影响。

⑯ 拯救古稀老人的身心

主诉

头晕目眩、精神紧张 3 年余。

诊断

西医诊断：颈椎病

中医诊断：项痹（肝肾亏虚证）

病史及诊疗经过

2020 年 3 月 6 日，70 岁的 L 奶奶在女儿的搀扶下就诊。她长期头晕，无论是睡觉侧躺，还是起身走路，都会头晕，有天旋地转感，难以睁眼定睛，伴有目眩。当改变体位时，如从床上坐起，或是下床行走，甚至是便后起身，眼前总会一阵发黑。舌暗，苔薄黄，脉沉细弦。结合临床表现、体征及颈椎张口位片，考虑和椎动脉受卡压有关，这是三联疗法擅长治疗的疾病。同时，注意到 L 奶奶显得非常焦虑与恐惧。经过仔细询问，得知 L 奶奶原本乐观开朗，但颈椎长期的病痛慢慢影响了其心理状况，变得终日担惊受怕。女儿没有给予足够的重视，低估了颈椎病的杀伤力。

经过初次 1 个疗程的治疗，L 奶奶的晕眩症状就基本消除了。接着通过多次巩固治疗和女儿在此期间的悉心照顾与陪伴，她不仅从初诊时走路、坐下和翻身躺床都需要家属和医生的搀扶，转变到 5 月 11 日能健步如飞地带着锦旗到科室赠送，还一扫初诊时的紧张情绪，哼着小调唱着歌地来就诊，欢声笑语中让人觉得她仿佛重获新生，心灵也被彻底治愈了。

治疗效果

◆ 症状与体征

头晕目眩明显改善，心情放松愉快。

◆ 治疗前后影像学对比

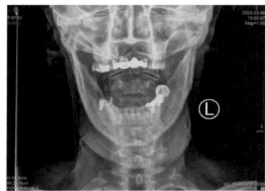

| 治疗前 | 治疗后 |

三联疗法治疗方案

针刺选穴：百会、四神聪、天柱（双）、风池（双）、完骨（双）、大杼（双）、肝俞（双）、胆俞（双）、肾俞（双）、内关（左）、神门（左）、足三里（双）、悬钟（双）、三阴交（双）、太溪（双）、巨阙、中脘、气海、关元。

问答

问：是什么原因导致了 L 奶奶头晕目眩呢？

答：寰枢椎侧歪旋转导致颈椎肌肉变硬，从而压迫椎动脉，脑部血液供应减少，故而引起眩晕，大脑一过性供血不足则会出现眼前发黑的症状。

问：颈椎病为何导致心理疾病产生？

答：颈椎病引起的疼痛症和眩晕症等长期折磨得患者苦不堪言、意志消沉，常有"头痛欲裂""痛得生不如死""眩晕得似乎闭上眼就再睁不开"这样的哭诉，是谓七情内伤，伤及心神。此时如果没有家人的陪伴与支持，没有医生的安慰与鼓励，再好的治疗也只能事倍功半。这样的情况更多出现在年纪大的患者身上。从中医理论分析，小孩子是纯阳之体，阳气最足，玩一把泥沙就能把情绪调动到最高点，不容易消极失落。但是随着年纪的增长，人的阳气被消耗得越来越多，到了年老时，阳气式微，对于事物的看法和态度不再像以往那样积极乐观。若再加上独居，上下楼出门都不方便，接触的朝气蓬勃的年轻人少了，缺少来自外界阳气的带动和平衡，只能独自与病魔作斗争，难免会被病魔占据上风、侵蚀心灵。从内伤七情来看，患者恐，恐若头晕倒地无人在旁定凶多吉少；患者忧，忧如因己之病连累家人必愧疚不安。此为伤神，中医认为伤神最伤人，若已失神，良医弗为。

问：三联疗法是如何帮助 L 奶奶的？

答：在充分了解患者面临的生理和心理双重问题后，除运用三联疗法帮助患者正骨调筋，改善由寰枢椎侧歪旋转影响到脑部血液供应而引起的眩晕症，还指出患者心情低落、精神紧张的原因是在与病魔作斗争时得不到家人的陪伴与支持，这是不利于患者康复的一大障碍。剖析成因，让患者及其家人有了面对疾病的正确心态，做到了身心同治，有助其生理及心理的康复。

下 编

颈椎基础养护

第十章

普通人群的颈椎养护

第一节 颈椎的日常保养

一、日常生活习惯

《黄帝内经·上古天真论》提到"上古之人，其知道者……食饮有节，起居有常，不妄作劳，故能形与神俱，而尽终其天年，度百岁乃去"。长期不良的生活习惯容易导致疾病的发生，大部分颈椎病也是从不良的生活习惯而来，有益的生活习惯则能够有效缓解颈椎病。什么样的良好生活习惯对颈椎病有益呢？这样的良好习惯又应该如何养成？

（一）正确的姿势

1. 坐

（1）正确坐姿的好处。

研究表明正确的坐姿能减少至少 40% 的颈椎病发病概率，可有效避免由颈椎病所引起的颈部疼痛酸胀不适、头晕、头痛、记忆力下降、乏力等。

（2）正确的坐姿。

正确的坐姿是身体各个关节、各个部位受力都相对平均的姿势，也是最省力的姿势。具体指靠住椅背，身体微微后倾；头和下巴稍往后缩，耳朵与肩最好保持在同一直线；肩膀放松，保持手臂有支撑；大腿贴于椅面、保持水平，膝盖后方与椅面留有一个拳头大小的距离；双脚水平放在地面上；腰腹部肌肉保持一定程度的收紧来维持脊椎的位置，见图10-1。

另外，上班族办公时注意把电脑放在身体正前方，电脑主屏幕高度应与视线保持水平或稍高，可避免颈椎长期过度前屈或后仰，有利于维护颈椎正常生理曲度。同时尽量使用带有腕托的鼠标垫，可有效预防腕管综合征。

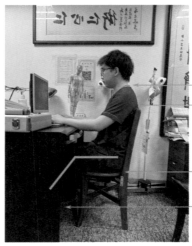

　肩膀放松

　背部有支撑

　小腿和大腿保持90°~100°
　膝盖后方与椅面保持一拳
　距离

　双脚水平放在地面

图 10-1　正确坐姿示意

（3）常见的错误坐姿。

常见错误坐姿有弯腰驼背头前伸等几种，见图 10-2。

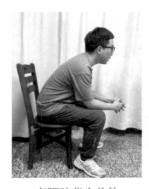
弯腰驼背头前伸

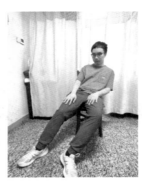
"葛优躺"

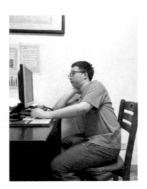
托腮斜倚桌面

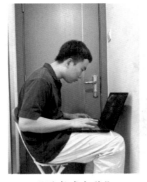
"无桌式办公"

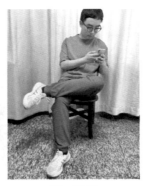
跷二郎腿

图 10-2　常见错误坐姿

2. 站

（1）正确站姿的好处。

正确的站姿可以维持人体的稳定与平衡，保持身体重心点稳定。如果习惯以身体前倾、向左／向右倾斜等不平衡的姿势站立，很容易产生腰痛、腿部肌肉疼痛甚至是便秘等疾病，还会造成驼背、内脏下垂等问题。因此，站姿对于全身的骨骼、肌肉、关节等方面的健康有很大的影响。

（2）正确的站姿。

首先双脚开立，与肩同宽；足尖略朝外，不超过 10°；两脚均匀受力。臀部收紧，骨盆调整到中立位置，腹肌适度收缩调整腰部曲度，肩部下沉，两臂自然垂于身体两侧。两眼向前平视，微收下颌，保持身体平衡，重心稳定，身体不能向前后左右的任何一个方向倾斜，从脚踝开始，到膝盖、髋部，然后到胸廓、肩部，最后到耳垂，形成一条与地面垂直的直线，见图 10-3。

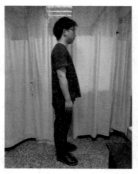 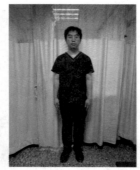

图 10-3　正确站姿示意

（3）常见的错误站姿。

常见的错误站姿有低头玩手机等几种，见图 10-4。

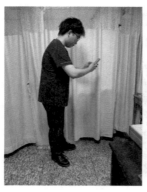 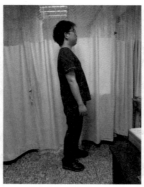 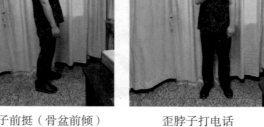

低头玩手机（含胸驼背）　　　肚子前挺（骨盆前倾）　　　歪脖子打电话

图 10-4　常见错误站姿

3. 卧

（1）正确卧姿的好处。

正确的卧姿有助于保护脊柱正常生理曲度及功能，促进颈椎、腰椎与肩部肌肉等部位劳损恢复，保证睡眠质量，可有效避免落枕的发生。

（2）正确的卧姿。

卧姿选择平卧、侧卧皆可。平卧时，双脚与肩同宽、自然分开，选择合适的枕头支撑颈部，可以在腰部和膝盖后方垫一个垫子，这样可以更好地撑起曲度，让全身肌肉、韧带及关节囊都获得充分的放松与休息；侧卧时，枕头要同肩高，头处于中立位，放松颈肩部的肌肉。可在两个膝盖中间放置一个薄的垫子，保持骨盆中立位，防止睡熟时出现交叉腿，避免脊柱过度扭曲，见图10-5。

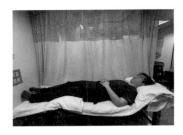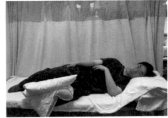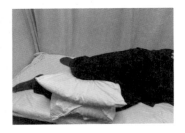

图10-5　正确卧姿示意

（3）常见的错误卧姿。

常见的错误卧姿有趴着睡等几种，见图10-6。

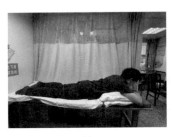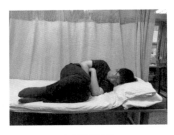

趴着睡　　　　　　　　　　过度蜷缩

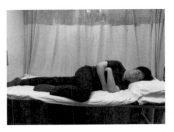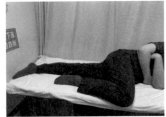

登山式睡姿

图10-6　常见错误卧姿

4. 姿势改变

姿势改变时要轻柔缓慢，特别是颈椎不稳、腰痛、高血压等患者。不能突然从坐位站起来，或者突然从站位坐下去，这样会对脊柱造成异常应力冲击，见图 10-7。

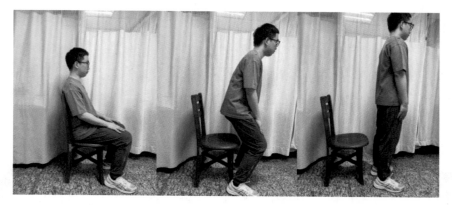

图 10-7　姿势改变时要轻缓

（二）颈椎保暖，避免受寒

（1）风扇、空调的风不要对着身体直吹。不要贪凉，空调的温度以 26℃～28℃ 为宜。

（2）淋雨、沐浴后要擦干身体。

（3）喝酒后不要马上吹风，以免面瘫。

（4）出汗后要擦干身体，洗热水澡，尽量避免吹风。

（5）季节交替时，要注意添减衣物，避免着凉。

（三）合适的寝具、家具

1. 枕头

（1）**高度**：在平卧位和侧卧位时，都需要保证颈椎有支撑。一般来说，平卧时枕头合适的高度为一拳高，侧卧时为一拳半即 8～15 厘米，具体应根据个人的肩宽进行匹配和选择。枕头的高度是否合适可以根据清晨睡醒后颈部是否出现不适来进行判断。过高的枕头使人在睡眠的时候一直处于低头状态，颈椎后方的肌肉群和韧带会绷紧，颈曲会被拉直，甚至出现颈椎反弓。过低的枕头则会使人头部和颈部过度后仰，导致颈椎的生理前凸加大，颈椎前方的肌肉与前纵韧带张力过大，疲劳随之产生。

（2）**硬度及支撑性**：选择软硬适中的枕头。枕头太硬，颈椎与枕面之间容易形成空隙，使颈椎无法足够放松；枕头太软，则无法将颈椎维持在中立位，长此以往容易造成颈部肌肉的疲劳和损伤。

2. 床垫

床垫需软硬适中，尽量不睡软床或过硬的床。对于有颈椎问题的患者，棕绷床是首选。床垫过软或过硬都会迫使脊柱偏曲，增加脊柱及周围软组织局部压力，易导致背部疼痛，时间久了还会改变脊柱形状，造成脊柱侧弯、脊柱曲度改变等疾病。

3. 家具

沙发、椅子等家具不能太软，椅子最好选用硬质木椅且有靠背，靠背最好达到胸背部的高度，腰部后方不宜有镂空。

（四）合适的发型、服饰

1. 发型

无论长发或短发，都需避免一些会使颈部两侧肌肉不平衡的习惯，如发型长期偏于同一侧或散发者经常性甩头发等，致使颈部肌肉反复、单侧用力，颈部两侧肌肉受力不对称、肌肉劳损，进而引发颈椎病。

2. 衣物

坚持颈椎保暖与舒适原则。当环境温度较低或睡觉时，尽量选择有领的衣服，同时做好腰背、肚脐、小腹、双脚的保暖，以自觉身体暖和、手脚温暖为度。环境温度低于10℃，或年龄在40岁以上的人群，需要注意头部保暖。此外，要注意避免长时间穿过紧、过小的衣物。

3. 背包

双肩包对两边颈肩部受力均匀更加有利，需较长时间背包的人群应尽量选择双肩包，且背包时要收短包带，让背包底部与自身腰部持平；背单肩包或挎包时，需定期更换不同侧肩膀来背。

4. 鞋子

根据不同场合选择合适的鞋子，如运动时尽可能选择符合人体足弓曲线、回弹性好、透气、具有减震功能的运动鞋。不建议长期穿高跟鞋、平底鞋。

（五）出行养护

（1）乘客乘坐飞机、火车和汽车时，不要直挺挺地躺在座椅上，最好使用颈枕，以防颈椎外伤。

（2）车主在驾车时，可在颈部正确地放置头枕，较适当的位置是头枕的突出点与后脑勺保持水平一致；同时调整座位舒适度，适当增加座椅垫的柔软度；在旅途中选择在更优路况的路面上行驶，尽量避免长时间在崎岖颠簸的路段上驾驶。这些措施可以减少颠簸，从而降低对椎间盘的损伤。

（3）无论是乘客还是车主，都应该在坐/开车一段时间后，中途找个地方休息几分钟，站起来活动颈部、腰部、下肢，做保健操等，这不仅可以缓解颈腰椎不适感，还可有效预防静脉血栓。在旅途中坐火车的时候，可通过多伸懒腰来拉伸脊椎。

（4）如出行天数较长，在有条件的情况下可携带平时自己习惯使用的枕头。

（六）合理饮食

（1）**饮食有度**：《黄帝内经》指出饮食应有节制，不能一见所喜，啖饮无度。美味佳肴食用过量反而足以害人。摄食不足，则会使气血生化之源缺乏，气血衰少，正气虚弱，抵抗力下降，外邪乘虚侵袭。

（2）**对症进食**：由于颈椎病是由椎体增生、骨质退化疏松引起的，所以颈椎病患者应多食富含钙、蛋白质和维生素B、维生素C、维生素E的食物，可缓解疼痛，解除疲劳。另外，可根据患者疾病性质的不同，选用相应的食物。

这部分详见本章第二节《颈椎保养的食疗秘诀》。

二、运动及锻炼方法

颈椎出现酸痛等不适时，要做好颈椎的放松和拉伸运动，而不要直接躺下休息。以下介绍三种运动模式：

（1）**户外运动法**：颈椎病的治疗要注意全身运动。对于颈椎病患者而言，散步、慢跑、游泳等运动不仅对颈椎病的恢复十分有益，同时还可以锻炼到全身的功能。

（2）**简单急救法**：将十指交叉，放在颈部后方，轻柔地摩擦颈部，连续摩擦50次，这时颈部会发热，并感觉舒适。

（3）**颈椎操针对性训练**：如好医生颈椎保健操、抗阻训练等（详见附录二）。

三、情志养护

情绪是心理反应的重要表现形式，与疾病有着密切的关系。日常生活中保持良好乐观的情绪会活化免疫功能，从而提高机体的抗病能力，益于健康。因此，良好的情绪对颈椎病的防护有着重要的作用。在日常生活中要尽可能避免不良情绪的侵袭，这对颈椎病有一定的预防作用。

如果情绪长期处于紧张的状态，颈部肌肉会不自主地收缩甚至痉挛，此时颈椎的力学平衡发生改变，造成骨性结构和关节位置的变化，从而引发或加重颈椎病。临床上发现很多颈椎病患者的症状随心情好转时减轻、心情不好时加重，因此情绪的确与颈椎病的发生发展有着密切的关系。

四、不同职业的养护方法

颈椎病已经成为现代人的职业病。办公室人员、科研人员、教师等，由于长期保持固定的姿势，颈部肌肉始终处于紧张状态，成为颈椎病的高发人群。不同的职业因其性质不同而容易导致不同类型的颈椎病，其养护方法也有所不同，见表10-1。

表 10-1 不同职业颈椎易受损类型及养护方法

职业	颈椎易受损类型	养护方法
"办公一族"、实验室研究员、画家、设计师、作家等	由于长期伏案工作，颈部屈曲时间长，颈屈肌长期收缩劳损，韧带、关节囊牵拉，引起增厚	①工作45分钟后需起身活动；②加强后颈部肌群力量，拉伸颈前肌群
教师、粉刷工人	颈椎长期后仰	①不要长时间保持一种体位，站立1小时后做颈肩部运动和按摩；②加强前颈部肌群力量，拉伸颈后肌群
小提琴手	头颈长期侧屈	①改变不良练琴姿势；②每次连续练琴时间不超过1小时；③每隔一段时间改变头颈部体位，头颈部可向相反方向做半分钟至数分钟的活动，及时消除疲劳
装卸工	颈部肌肉、韧带过度牵拉	①每隔一段时间需休息，做颈肩部运动或按摩；②尽量使用其他工具帮助装卸
化妆师、流水线作业人员、钳工、车工等	长期低头、上肢反复用力活动、操作姿势固定	每隔一段时间做颈肩部运动或按摩
司机	颈部长时间保持相对固定的姿势，颈肩部血液循环不畅，肌肉僵硬、疼痛及活动不利，易发生颈椎错位	①在颈部正确地放置头枕；②每隔一段时间找个地方休息几分钟，站起来活动一下颈部、腰部、下肢，做一些保健操
球类运动员、调酒师、导游	颈部活动度大	加强颈部肌群力量，提高稳定性

注：此表为普适性颈椎预防及养护指导，当出现任何不适，应及时到正规医院就医。

第二节　颈椎保养的食疗秘诀

一、体质分型

（1）**表虚型**：该体质可表现为平时易外感风邪、恶风、怕冷、容易感冒、易出汗；若兼夹寒邪，可表现为恶寒发热、头痛连项、脉浮、苔薄白等。可食用以下药膳，见表10-2：

表10-2　适用于表虚型的药膳

药膳	功效	材料	做法
黄芪防风白术五味子茶	益气固卫	黄芪15克，防风5克，白术15克，五味子15克（推荐2~3人食用）	将黄芪、防风、白术、五味子洗净，放入茶煲中，加水煮约15分钟，代茶饮即可
生姜粥	祛风散寒	粳米50克，生姜5片，大枣3枚，连须葱数根（推荐2~3人食用）	生姜切碎与米同煮，粥将熟加葱、大枣，佐餐服食

（2）**痰湿型**：该体质可表现为平日易体困身重，大便黏腻、不成形，痰多质黏，舌胖大，苔厚腻，脉滑等。可食用以下药膳，见表10-3：

表10-3　适用于痰湿型的药膳

药膳	功效	材料	做法
薏米赤豆汤	化痰除湿	薏米、赤豆各50克，山药15克，梨（去皮）200克（推荐2~3人食用）	原料洗净，加水适量，武火煮沸后改用文火煎，加冰糖适量即可

（3）**气滞血瘀型**：该体质可表现为头颈部或者肩、上肢刺痛，夜里加剧；舌质暗红或者有瘀斑，脉细弦。可食用以下药膳，见表10-4：

表10-4　适用于气滞血瘀型的药膳

药膳	功效	材料	做法
山丹桃仁粥	活血化瘀，通络止痛	山楂30克，丹参15克，桃仁（去皮）6克，粳米50克（推荐2~3人食用）	洗净，丹参先煎，去渣取汁，再放山楂、桃仁及粳米，加水适量，武火煮沸，文火熬成粥

（4）气血不足型：该体质可表现为平日易感疲倦、头晕乏力、面色萎黄、气短声低，女性月经可表现为推后或经期过长、经色淡。舌淡、苔薄白，脉弱。可食用以下药膳，见表 10-5：

表 10-5　适用于气血不足型的药膳

药膳	功效	材料	做法
党芪红枣瘦肉汤	益气补血	党参、黄芪各 30 克，红枣 5 枚，瘦肉 250 克（推荐 2～3 人食用）	瘦肉洗净，切成合适大小，备用；党参、黄芪、红枣洗净后，与瘦肉一起放入水中炖煮 2 小时即可，可加入生姜调味

二、季节分型

不同季节可食用不同药膳，见表 10-6：

表 10-6　适用于不同季节的药膳

药膳	适用季节	材料	做法
猪肝枸杞叶明目汤	春季	猪肝 100 克，枸杞叶 30 克，姜丝 3 克（推荐 2～3 人食用）	猪肝洗净，切片；锅中加适量清水，待水沸后放入上述食材，小火煮沸 10 分钟，加盐调味即可
芹菜苦瓜汤	夏季	芹菜 500 克，苦瓜 60 克（推荐 2～3 人食用）	同煮汤饮用。或用芹菜 250 克、苦瓜 30 克，用沸水烫 2 分钟，切碎绞汁，加砂糖适量，开水冲服，每日 1 剂，连服数日
铁皮石斛煲乌鸡汤	秋季	铁皮石斛 30 克，乌鸡半只（推荐 2～3 人食用）	铁皮石斛切小段状放入搅拌机，加清水打成汁。乌鸡处理掉内脏，清洗干净放砂锅，加水，大火煮 20 分钟。倒入铁皮石斛汁，大火煮开转小火，继续煲约 1 小时。炖至鸡肉软烂后，加盐调味，出锅
当归生姜羊肉汤	冬季	羊肉 200 克，当归片 15 克，老姜 15 克（推荐 2～3 人食用）	羊肉洗净切成小块，老姜切成大片。把羊肉块、姜片、当归片放入砂锅内，一次加足水量，大火炖煮，煮沸后撇去浮沫，调成中火继续煮约 1 小时，待羊肉熟烂后，加胡椒粉、盐调味，即可关火

 打败颈椎综合征的能量穴道

颈椎病病变部位在颈项部的经筋骨，在十二经脉中，除了手太阴肺经、手厥阴心包经之外，其他经脉皆循行于颈项部；而在奇经八脉中，除了循行于腰腹部的带脉外，其余经脉均循行于颈项部。日常生活中，我们可以在颈项部和某些穴位上运用各种按摩手法以行气活血、疏通经络。在操作时，力度应达到柔和、深透、持久、有力、均匀的要求，从而起到保养的效果，避免治疗太过导致颈椎二次损伤。

一、自我放松小套餐

（1）将两手拇指分别放在颈部风池穴（胸锁乳突肌上端与斜方肌上端的凹陷处），其他四指轻抚头部，拇指由轻到重按压风池穴 20 ~ 30 次。随后用双手拿捏颈后的肌肉，可沿着风池穴向下一直拿捏到大椎穴（后正中线上，C_7 棘突下），连续拿捏 20 ~ 30 下。

（2）将手的四指并拢，放置在大椎穴处，快速摩擦此穴位，直至发热为止，反复 20 ~ 30 次。

二、互助按摩小套餐

（1）患者取坐位。操作者先以拇指沿督脉自风府、哑门、大椎穴反复按揉。

（2）再沿两侧膀胱经按揉天柱、大杼的酸痛区及小肠经的肩中俞、肩外俞、天宗等穴。然后用滚法放松颈部、肩部、上背部及上肢的肌肉。

（3）拿捏颈项部肌肉并配合推桥弓穴、推肩臂部，在颈部向左右各摇转数次，动作要轻巧。

（4）配合提拿两侧肩井穴，搓患肩到前臂反复数次。

三、保健穴位定位

1. 近部穴位（见图 10-8）

（1）**风府**：属督脉，在项部后发际正中直上 1 寸，枕外粗凸直下，两侧斜方肌之间凹陷中。

（2）**天柱**：属足太阳膀胱经，在项后，后发际正中旁开 1.3 寸，斜方肌外缘。

（3）**风池**：属足少阳胆经，后发际正中上 1 寸，斜方肌上端与胸锁乳突肌之间凹陷中。

（4）**安眠**：属经外奇穴，在翳风穴与风池穴连线之中点处。

（5）**完骨**：属足少阳胆经，当耳后乳突的后下方凹陷处。

（6）**翳风**：属手少阳三焦经，耳垂后方，当乳突与下颌角之间凹陷中。

（7）**颈百劳**：属经外奇穴，在项部大椎穴上 2 寸，后正中线旁开 1 寸。

（8）**大椎**：属督脉，在项部后正中线上，第七颈椎棘突下凹陷中。

（9）**肩中俞**：属手太阳小肠经，在背部第七颈椎棘突下旁开 2 寸。

（10）**颈夹脊**：位于颈部正中线两侧，颈椎棘突旁开 0.5 寸。

（11）**肩井**：属足少阳胆经，在大椎穴与肩峰连线中点。

（12）**气舍**：属足阳明胃经，锁骨内侧端上缘，胸锁乳突肌的胸骨头与锁骨头之间。

（13）**大杼**：属足太阳膀胱经，在背部第一胸椎棘突下旁开1.5寸。

（14）**肩外俞**：属手太阳小肠经，在背部第一胸椎棘突下旁开3寸。

（15）**风门**：属足太阳膀胱经，在背部第二胸椎棘突下旁开1.5寸。

（16）**身柱**：属督脉，在背部后正中线上，第三胸椎棘突下凹陷中。

（17）**天宗**：属手太阳小肠经，肩胛区肩胛冈中点与肩胛骨下角连线上1/3与下2/3交点凹陷中，在冈下窝中央冈下肌中。

（18）**曲垣**：属手太阳小肠经，在肩胛部冈上窝内侧端，当臑俞穴与第二胸椎棘突连线的中点处。

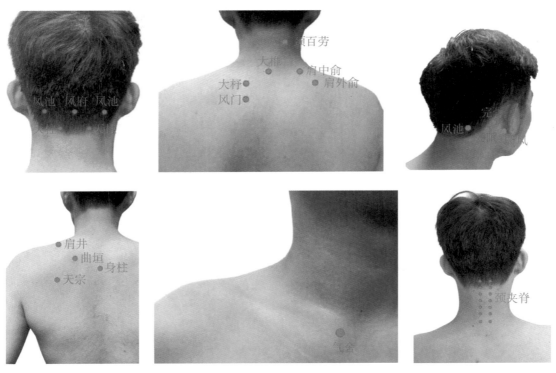

图10-8　颈椎保健近部穴位

2. 远部穴位（见图10-9）

（1）**合谷**：属手阳明大肠经，手背第一、二掌骨间，当第二掌骨桡侧中点处。

（2）**后溪**：属手太阳小肠经，握拳第五掌指关节后尺侧，掌横纹头赤白肉际处。

（3）**养老**：属手太阳小肠经，当尺骨小头近端桡侧缘凹陷中。

（4）**外关**：属手少阳三焦经，在前臂背侧，当阳池与肘尖的连线上，桡骨与尺骨之间，腕背横纹上 2 寸。

（5）**中渚**：属手少阳三焦经，当第四掌指关节的后方，第四、五掌骨间凹陷处。

（6）**阳陵泉**：属足少阳胆经，合穴、下合穴、八会穴之筋会，腓骨小头前下方的凹陷中。

（7）**绝骨**：属足少阳胆经，外踝高点上 3 寸，腓骨前缘。

（8）**外劳宫（落枕穴）**：属经外奇穴，在手背第二、三掌骨之间，掌指关节后 0.5 寸。

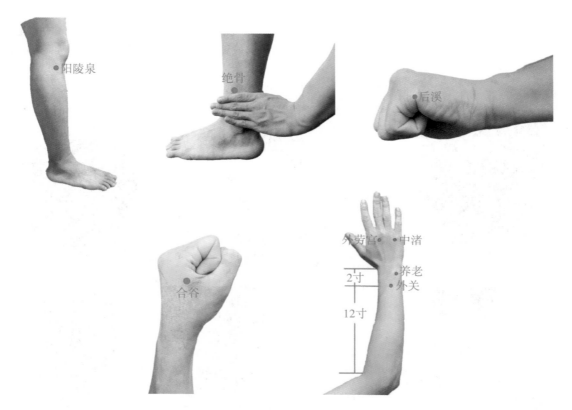

图 10-9　颈椎保健远部穴位

四、按摩手法选择

1. 指按法

用拇指指面或以指端按压体表的一种手法，称为指按法。当单手指力不足时，可用另一手拇指重叠辅以按压。在临床上常与指揉法结合使用。

（1）**手法要领**：①按压力的方向要垂直向下。②用力要由轻到重，稳而持续，使刺激感觉充分到达机体深部组织。切忌用力迅猛。③按法结束时，不宜突然放松，应逐渐减弱按压的力量。

（2）**适用穴位：**颈项疼痛可按揉风池、风府、肩井、后溪穴等。

（3）**功效：**解痉止痛，温经散寒。

2. 指揉法

用拇指或中指螺纹面，或以食、中指，或以食、中、无名指螺纹面，在某一穴或几个穴或某部位上作轻柔的小幅度的环旋揉动，称为指揉法。适用穴位：同指按法。

3. 擦法

手掌紧贴皮肤，稍用力下压并作上下向或左右向直线往返摩擦，使之产生一定的热量，称为擦法。擦法以皮肤有温热感即止。适用穴位：大椎穴。

4. 拇指平推法

用拇指指腹着力于治疗部位，沿经络循行路线或肌纤维平行方向，由甲点推向乙点，其余四指并拢作支点以助拇指用力。一般可连续操作 5～10 遍或更多。适用穴位：大椎至肩井连线、风池至肩井穴连线。

5. 拿法

用拇指和食、中二指或其余四指相对用力，提捏或揉捏某一部位或穴位，称为拿法。适用部位：颈部、肩井穴等。

第十一章

特殊群体的颈椎养护

 青少年的颈椎保健

一、青少年的生理特点及与颈椎的关系

青春期是体格发育迅速的时期，也是骨骼发育和成型的关键时期。当下，青少年长时间伏案，室外活动减少，许多孩子肩上的书包有如千斤重，许多年轻人面临较大的社会压力，青少年颈椎病患者明显增加。社会的进步在丰富青少年生活的同时，也影响着他们的健康。

青少年的颈椎发育与学习、工作、生活中的每一件小事都息息相关，若不及时将损伤颈椎的不良习惯加以纠正，易导致颈部肌肉劳损，甚至引起颈椎病，产生头晕头痛、发育不良、叛逆、抑郁、精神难以集中等不良情况。

二、青少年颈椎保健措施

1. 对颈椎有益的良好习惯

（1）在姿势方面，青少年在阅读时应保持良好的坐姿（详见第十章），时间不宜过久，定时起身活动放松，加强户外锻炼。

（2）在书包方面，青少年应选择宽肩带、有腰带及胸带的书包，使用腰带和肩带可以令背包更贴近背部，将背包的重量平均在后背、腰骨上面，还可以防止背包摇摆不定，减轻脊柱和肩膀所承受的压力。背包的位置最好设置在上不过肩、下不过腰的位置，书包的重心越高，双肩承受的压力越小。

（3）在饮食方面，青少年应均衡饮食，多食用含钙、磷和其他骨代谢必需物质的食物，如芝麻、核桃等，以补充骨代谢所必需的原料，为骨骼发育打下重要基础。

（4）在情志方面，青少年应合理释放学业压力，同时了解颈椎病相关知识与保健常识，打消焦虑，以预防颈椎病的发生或促进颈椎病的康复。

2. 易损害颈椎的不良习惯

青少年是生长发育和人体塑形的重要时期。长时间的久坐、低头、负重过大、饮食不均衡、压力过大，均易导致颈椎不适，从而进一步引发颈椎病。

三、推荐养生药膳

1. 太阳鱼豆腐汤

原料：太阳鱼 3 条，豆腐 300 克，姜 4 片，葱花、芫荽适量。

做法：洗净太阳鱼，将少量盐涂抹在鱼身上腌制以调味备用。将豆腐洗净，切成方块状，热油锅中煎至两面微黄，起锅备用。将油锅加热后加姜片稍煎，放入太阳鱼，煎至两面金黄，加水 800 毫升，大火煮开后转中火煮 10 分钟，加入豆腐再煮 10 分钟，加入葱花、芫荽调味即可。

功效：该汤富含蛋白质及钙质，有利于青少年的成长。痛风患者慎用。

2. 小米山药粥

原料：小米 60 克，鲜山药 100 克，茯苓 20 克，生姜 3 片。

做法：将山药洗净、削皮，切成合适的小块或丝状；茯苓洗净，生姜洗净，切丝，与小米一起煮成粥。

功效：该粥可健脾益气、祛湿消积，为青少年的成长打下良好基础。

3. 山楂苹果糖水

原料：山楂 15 克，苹果 1 个，冰糖适量。

做法：将苹果洗净、切块备用。山楂洗净后与苹果一起加入水中煲煮约 15 分钟，加入适量冰糖即可。

功效：健脾开胃，促进消化。

第二节　围绝经期女性的颈椎保健

一、围绝经期女性的生理特点及与颈椎的关系

研究表明，女性骨骼肌肌力的下降与体内雌激素水平的下降相关，50 岁以后女性颈椎病的患病率明显高于男性。随着体内雌激素分泌的减少、骨量流失，部分女性颈部骨骼肌肌力下降，使得颈椎之间关节的稳定性降低，直接导致软骨磨损、关节退变，进而引发颈椎病。

二、围绝经期女性颈椎保健措施

1. 对颈椎有益的良好习惯

（1）在饮食方面，围绝经期女性应多食用含铁的食物（猪肝、海带、黑木耳、鸡肉、鱼肉、牛肉、蛋、紫菜、菠菜、芝麻、红枣、山药、豆类等）、含维生素 C 的蔬菜与水果、有利于铁的吸收与含钙丰富的食物（乳类及其制品、豆类及其制品以及虾皮、海带、核桃仁、香菜、菠菜等），可适当补充维生素 D，提高钙的吸收率。

（2）在情志方面，积极调适情志，多参与户外锻炼、练功等，在强身健体之余可保持情志通畅，延年益寿。

2. 易损害颈椎的不良习惯

围绝经期女性受身体内激素水平影响，易导致机体功能失衡。营养不均衡、情志不畅、缺乏锻炼都易导致围绝经期女性患上颈椎病，甚至引发更多身心疾病。

三、推荐养生药膳

1. 生地黄精粥

原料：生地黄 30 克，黄精（制）30 克，粳米 30 克。

做法：先将前两味水煎去渣取汁，用药汁煮粳米为粥，早晚服。食时可加糖少许。

功效：滋阴清热，补气养血。生地黄甘寒，滋阴清热；黄精甘平，补中益气，润心肺，安五脏，填精髓，助骨。凡诸因所致阴阳气血不足者，都可服食。

2. 二仙炖羊肉

原料：仙茅 15 克，淫羊藿 15 克，巴戟天 15 克，枸杞 15 克，当归 15 克，盐黄檗 5 克，盐知母 5 克，生姜 15 克，葱 15 克，胡椒粉 3 克，羊肉 250 克，盐、食油、黄酒、味精各少许。

做法：先将羊肉切片，放砂锅内，加入清水适量，再将仙茅、淫羊藿、巴戟天、枸杞、当归、盐黄檗、盐知母用纱布裹好，放入锅中，文火烧至羊肉烂熟，入佐料即成。食时去药包，食肉饮汤。

功效：阴阳双补。仙茅、淫羊藿、巴戟天、枸杞温肾阳；当归养血和血；黄檗、知母滋肾坚阴；羊肉性甘温，有补益精气的作用。全方共奏阴阳双补之功。

3. 甲鱼红枣枸杞汤

原料：甲鱼 1 只，红枣、枸杞各 20 克，西洋参 15 克。

做法：甲鱼处理好后切块、洗净备用。将甲鱼与红枣、枸杞、西洋参一起放入锅中炖煮，大火煮开后转小火，最后 10 分钟放入盐调味即可。

功效：该汤可气血双补，甲鱼、枸杞补益肝肾，红枣、西洋参补益气血。

第三节 哺乳期女性的颈椎保健

一、哺乳期女性的生理特点及与颈椎的关系

产妇的身心在生产后需要经过一段时间才能恢复，但对婴儿全身心的照顾容易损伤产妇的颈椎，且不容易及时发现、及时治疗。哺乳期颈椎痛是哺乳期女性常见的不适，也最使妈妈们烦恼。

二、哺乳期女性颈椎保健措施

1. 对颈椎有益的良好习惯

（1）在姿势方面，注意多更换怀抱婴儿的姿势，避免单一肌肉长期紧张，同时坐足、坐好月子，保证充足的睡眠时间。

（2）注意调适情志，及时发泄不良情绪。

（3）规律运动，通过有节律的良性运动来调节机体，改善局部血液循环（详见第十章）。

2. 易损害颈椎的不良习惯

长期单一姿势抱婴儿、休息不足、产后焦虑、运动不足都容易诱发颈椎病。

三、推荐养生药膳

1. 乌鸡四物汤

原料：乌鸡 1 只，当归 15 克，川芎 5 克，白芍 15 克，熟地黄 10 克，陈皮 3 克，生姜 10 克。

做法：乌鸡洗净，切成合适大小，生姜洗净后去皮切片。当归、川芎、白芍、熟地黄、陈皮泡洗后装入纱布袋中。锅内烧开水，加入乌鸡、药包和生姜，先大火煮开后转小火，炖煮至鸡肉酥烂，再加盐煮 10 分钟即可。

功效：滋阴养血，促进产后恢复，同时加入少量陈皮不易滋腻。

2. 玫瑰花茶

原料：玫瑰花 5 ~ 8 朵。

做法： 将玫瑰花放入热水，浸泡片刻即可。

功效： 该茶可疏肝解郁、调适情志，有利于保持好心情。

3. **鲫鱼豆腐汤**

原料： 鲫鱼 1 条，豆腐 300 克，葱姜少许。

做法： 鲫鱼处理后洗净，豆腐洗净备用。姜去皮切片，葱洗净切段备用。锅中热油，将鲫鱼与豆腐放入锅稍煎至两面金黄，出锅。洗锅，将鲫鱼与豆腐同煮，最后 10 分钟加入葱、姜、盐调味。

功效： 该汤可益肾增乳、补益气血。

颈椎节段对应相关疾病

颈椎节段	关联部位	相关疾病
第 1 颈椎 （寰椎）	头、耳、鼻、喉、脸等	常见头晕、眩晕、偏头痛、失眠、嗜睡、健忘、倦怠、精神恍惚、癫痫、摇头、眼冒金星、眼花、心动过速、痛风、面瘫、脑震荡后遗症、脑供血不足、梅尼埃病、性功能减退
第 2 颈椎 （枢椎）	耳、鼻、喉、舌、声带、口等	眨眼、斜视、盲视、眼花、耳聋、耳鸣、谵语、烦躁、头昏、头痛、过敏性鼻炎、失眠、嗜睡、癫痫、心动过速、房颤、面瘫
第 3 颈椎	咽、颊、肩、横膈等	神经痛、湿疹、痘疹、粉刺、痤疮、高血压、咳嗽、斜视、近视、视物不清、头昏、偏头痛、压痛、三叉神经痛、耳鸣、失听、颈痛、吞咽不适、胸闷、房颤
第 4 颈椎	颈部肌肉、咽、臂等	头昏、咽喉异物感、口腔溃疡、扁桃体肿痛、黏膜炎、鼻塞、鼻炎、卡他性中耳炎、牙痛、弱视、失聪、恶心、呃逆、落枕、全手麻木、胸闷、打嗝、心动过速
第 5 颈椎	手肘、食道、气管、横膈膜、心脏等	眩晕、视力下降、咽炎、咽喉异物感、扁桃体炎、咽痛、音哑、哮喘、口臭、上臂痛、胸痛、心动过缓、恶心、呃逆、上肢桡侧及拇食二指麻木、血压波动、颈肩手胀痛
第 6 颈椎	甲状腺、食道、气管、心肺、上肢等	颈部僵硬、肩部痛、上肢桡侧麻木、低血压、心动过缓、扁桃体炎、气管炎、百日咳、血压波动、哮喘、拇食二指麻木、脊痛
第 7 颈椎 （隆椎）	甲状腺、食管、气管、心肺、肱肌等	伤风、甲状腺炎、吞咽不适、贫血、哮喘、气短胸闷、低血压、心房纤颤、上肢尺侧及无名指和小指麻木、颈根痛、肩胛痛、阑尾炎、雷诺氏综合征、肥胖、消瘦

功能锻炼运动处方

一、正常群体推荐

1. 好医生颈椎保健操

（1）第一式：扩胸运动。

起始动作为双手交叉握拳置于胸前，与肩平行，后将双臂用力外展至身体两侧，稍作停留，最后回复起始状。

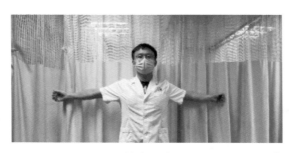

扩胸运动

（2）第二式：大鹏展翅。

起始动作为双手自然下垂置于身体两侧，后双手自身体两侧平行外展向上挥动，像鸟挥动翅膀般。

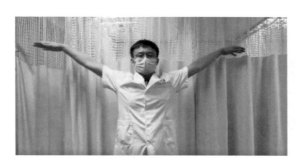

大鹏展翅

（3）第三式：贴墙俯卧撑。

起始动作为面向墙壁，双脚与肩同宽站立，双手撑墙，躯干与墙面大约成 70° 夹角，后轻缓屈肘，身体缓慢贴近墙面，稍作停留，再回复起始位。

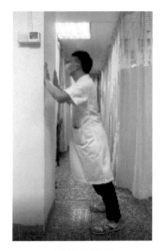

贴墙俯卧撑

扫码观看"好医生颈椎保健操"视频

2. 抗阻训练

颈椎抗阻训练分为前、后、左、右的头手相抗动作。

（1）**前方**：起始动作为双手交叉，置于额头，头向前顶，手向后按，持续一定的时间后放松。

（2）**后方**：起始动作为双手交叉，置于头枕部，头向后顶，手向前按，持续一定的时间后放松。

（3）**左侧**：起始动作为单手置于头左颞部，头向左顶，手向右推，持续一定的时间后放松。

（4）**右侧**：起始动作为单手置于头右颞部，头向右顶，手向左推，持续一定的时间后放松。

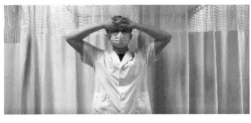

前方

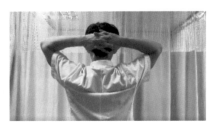

后方

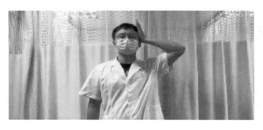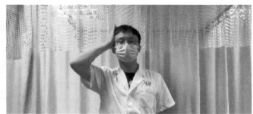

左侧   右侧

颈椎抗阻训练

扫码观看颈椎抗阻训练视频

3. 靠墙跐脚尖

起始动作为脚后跟、臀部及头后枕部紧贴墙壁，双脚与肩同宽，双手自然下垂，后双脚缓缓跐起，停顿一定时间后缓缓放下，回复到起始位。

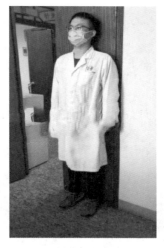

靠墙跐脚尖

扫码观看靠墙跐脚尖视频

二、特殊患者群体选择

（一）颈椎反弓人群的颈椎保健操

1. 单纯颈椎反弓人群

（1）概念及影像学表现。

单纯的颈椎反弓即与正常颈椎生理曲度相反，且影像学没有表现出颈椎不稳定、颈髓受压等其他异常情况。单纯颈椎反弓容易引起颈部肌肉僵硬、颈肩痛、手臂麻痹、头晕恶心等相应临床症状。为了更好地矫正异常颈椎生理曲度，这一人群日常可尽量仰头。

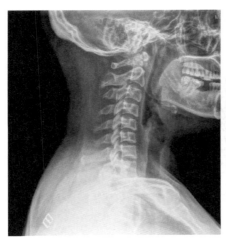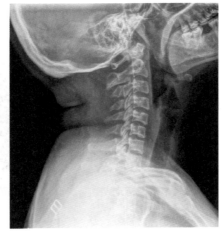

影像片（单纯颈椎反弓）

（2）康复锻炼推荐。

单纯颈椎反弓人群可以尽量仰头进行"好医生颈椎保健操"等颈椎康复锻炼，这样有利于矫正颈椎反弓。可扫描以下二维码观看视频。

好医生颈椎保健操　　　　　　　颈椎抗阻运动

2. 颈椎反弓合并颈椎不稳定人群

（1）概念及影像学表现。

颈椎失稳在影像学上通常表现为在颈椎过屈位或过伸位时，颈椎椎体在解剖上发生超出其生理限度的位移，并且出现颈肩痛、头晕恶心等相应的临床症状。

　　因此颈椎反弓合并颈椎不稳定人群在进行颈部锻炼时不宜进行过分仰头且超过颈部耐量的活动或运动，如摇头晃脑、大量的头颈部活动锻炼、以头为支撑点的人体倒立等，这些均会加重颈椎的负荷，加剧颈椎不稳定。

　　（2）康复锻炼推荐。

　　颈椎反弓合并颈椎不稳定人群在做颈椎抗阻运动等颈部康复锻炼时宜平视正前方，忌过分仰头锻炼。可扫描以下二维码观看视频。

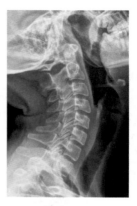

影像片（颈椎反弓
合并颈椎不稳定）

　　颈椎抗阻运动　　　　　靠墙踮脚尖运动　　　　好医生颈椎保健操

（二）颈椎生理曲度正常人群的颈椎保健操

（1）概念及影像学表现。

　　颈椎正常的生理曲度是向前呈弧形凸起，从颈椎侧位片 DR 上看是一条连续、光滑的曲线。颈椎生理曲度无异常的人群在锻炼时则无须过分仰头。

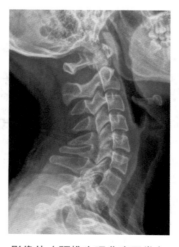

影像片（颈椎生理曲度正常）

（2）**锻炼推荐**。

颈椎生理曲度正常人群在做颈椎抗阻运动等颈部锻炼时宜平视正前方。可扫描以下二维码观看视频。

颈椎抗阻运动　　　　　好医生颈椎保健操

注意：以上锻炼的持续时间及频率应循序渐进，因人而异，量力而为。若锻炼过程中有任何不适，应立即停止。

参考文献

一、著作

［1］黄桂成，王拥军．中医骨伤科学［M］．4 版．北京：中国中医药出版社，2016.

［2］赵玉学．颈椎病防与治［M］．沈阳：辽宁科学技术出版社，2018.

［3］陈选宁，程维．颈椎病康复指南［M］．武汉：湖北科学技术出版社，2012.

［4］帕西亚．颈椎病［M］．舒钧，王志华，劳汉昌，译．沈阳：辽宁科学技术出版社，2018.

［5］邹季，熊勇．全面防治颈椎病新策略：从纠正颈椎生理弧度异常入手［M］．北京：中国中医药出版社，2017.

［6］王维治．神经病学：上［M］．2 版．北京：人民卫生出版社，2013.

［7］李平华，孟祥俊．颈椎病［M］．3 版．郑州：河南科学技术出版社，2017.

［8］伊智雄．中西医结合治疗颈椎病［M］．北京：人民卫生出版社，2008.

［9］邵水金．人体解剖学［M］．10 版．北京：中国中医药出版社，2018.

［10］范炳华．推拿治疗学［M］．北京：中国中医药出版社，2016.

［11］柏树令，应大君．系统解剖学［M］．8 版．北京：人民卫生出版社，2013.

［12］崔慧先，黄文华．系统解剖学［M］．北京：人民卫生出版社，2020.

［13］齐亚灵，杨治河．组织学与胚胎学［M］．北京：中国科学技术出版社，2013.

［14］张全明，周飞雄．脊柱相关疾病［M］．北京：科学技术文献出版社，2006.

［15］张卫华．颈椎病的诊断与非手术治疗［M］．3 版．北京：人民军医出版社，2014.

［16］李立国，刘恒．当代针灸推拿特色疗法［M］．北京：科学技术文献出版社，2018.

［17］王轩．现代中医骨科理论与临床应用研究［M］．长春：吉林科学技术出版社，2020.

二、论文

［1］杨子明，李放，陈江．颈椎病的分型、诊断及非手术治疗专家共识：2018［J］．中华外科杂志，2018，56（6）．

［2］阎小萍，王拥军，崔学军，等．颈椎病中西医结合诊疗专家共识［J］．世界中医药，2023，18（7）．

［3］海涌，藏磊，范宁．神经根型颈椎病诊疗规范化的专家共识［J］．中华外科杂志，2015，53（11）．

［4］莫文，袁文．脊髓型颈椎病中西医结合诊疗专家共识［J］．中国骨伤，2022，35（8）．

［5］郭艳幸，赵庆安，陈燕坤，等．颈型颈椎病的分型与针灸治疗［J］．中医正骨，2004（10）．

［6］刘秀芹，李金学，向昌菊，等．颈痛的中药治疗与微循环关系的临床探讨［J］．中国骨伤，2000（9）．

［7］陈文英，袁海光，范琳，等．基于肌骨超声对循经取穴治疗颈型颈椎病的疗效观察及疼痛相关研究［J］．上海针灸杂志，2022，41（8）．

［8］刘洪．正确认识交感型颈椎病，最大限度减少误诊、误治［J］．第三军医大学学报，2014，36（6）．

［9］张军，齐越峰，孙树椿．椎动脉与颈交感神经的解剖关系在椎动脉型颈椎病发病学中意义［J］．中国骨伤，2001，14（12）．

［10］李爱党，李琼仙．TCD 在椎动脉型颈椎病中的诊断价值［J］．大理学院学报，2008（8）．

［11］戴硕，何晓，唐旭霞．梅尼埃病的发病机制及临床诊治研究进展［J］．听力学及言语疾病杂志，2022，30（5）．

［12］王鹏，单希征．梅尼埃病诊断和治疗的研究进展［J］．北京医学，2022，44（8）．

［13］谭依立，吕振，洪毅．颈性眩晕的研究进展［J］．中国脊柱脊髓杂志，2022，32（7）．

［14］赵鑫，李中实．颈性眩晕的诊断及鉴别诊断［J］．中日友好医院学报，2016，30（2）．

［15］曲永松，安月勇，吕美玲，等．颈椎脊神经沟内口和颈神经的观测［J］．解剖科学进展，2004（1）．

［16］刘文超，刘俊昌．推拿治疗椎动脉型颈椎病的研究进展［J］．新疆中医药，2016，34（4）．

［17］杜建明，田小武，丁晓方，等．小针刀结合骶管冲击治疗交感型颈椎病的疗效

观察［J］. 颈腰痛杂志，2009，30（2）.

　　［18］牛思萌，赵英. 交感型颈椎病的诊断及治疗［J］. 中国社区医师，2008，24（11）.

　　［19］高阳，李书林. 脊髓型颈椎病误诊为脑梗死 17 例原因分析并文献复习［J］. 临床误诊误治，2020，33（1）.

　　［20］王晓丽. 肩周炎与神经根型颈椎病相关性的初步研究［D］. 西安：西安医学院，2019.